Dr. Hicran Tü
Prof. Dr. Ahme

KALPLERİ AYARLAMA ENSTİTÜSÜ

Sağlıklı bir kalp için kalbini dinle, ruhunu formatla

DESTEK yayınları

DESTEK MEDYA GRUBU

DESTEK YAYINLARI: 1341
SAĞLIK: 13

HİCRAN TÜLÜCE & AHMET TAHA ALPER / KALPLERİ AYARLAMA ENSTİTÜSÜ

İmtiyaz Sahibi: Yelda Cumalıoğlu
Genel Yayın Yönetmeni: Ertürk Akşun
Yayın Koordinatörü: Özlem Esmergül
Editör: Cansu Poyraz Karadeniz
Son Okuma: Devrim Yalkut
Kapak Tasarım: Melike Doğan
Sayfa Düzeni: Melike Doğan
Sosyal Medya-Grafik: Tuğçe Budak - Mesud Topal

Destek Yayınları: Eylül 2020
Yayıncı Sertifika No. 13226

ISBN 978-605-311-969-2

Abdi İpekçi Caddesi No. 31/5 Nişantaşı/İstanbul
Tel. (0) 212 252 22 42
Faks: (0) 212 252 22 43
www.destekdukkan.com
info@destekyayinlari.com
facebook.com/DestekYayinevi
twitter.com/destekyayinlari
instagram.com/destekyayinlari
www.destekmedyagrubu.com

Deniz Ofset – Nazlı Koçak
Sertifika No. 40200
Maltepe Mahallesi
Hastane Yolu Sokak No. 1/6
Zeytinburnu / İstanbul

DESTEK yayınları KARAKARGA BEYAZ BAYKUŞ genç DESTEK

Dr. Hicran Tülüce (PhD)
Prof. Dr. Ahmet Taha Alper

KALPLERİ AYARLAMA ENSTİTÜSÜ

Sağlıklı bir kalp için kalbini dinle, ruhunu formatla

DESTEK
yayınları

İÇİNDEKİLER

5. BÖLÜM

6. BÖLÜM

7. BÖLÜM

GİRİŞ

"Yalnız ve Öfkeli"

Birkaç kişinin konuştuğunu duydu. Gözlerini açtığında keskin ışıktan rahatsız oldu. Etrafına bakınca ameliyathane gibi bir yerde olduğunu anladı. Kalbi hızlandı. Cemil anjiografi masasındaydı. Uyandığını gören doktorla göz göze geldi. Maskesinden anlaşılmıyordu ama, doktorun gözlerinden kendisine gülümsediğini anladı.

"Neredeyim?" dedi.

"Kalp krizi geçirdiniz, şu an anjiografi masasındasınız."

Cemil dondu kaldı, tepesinde yanan ışığa baktı bir süre. Ölmemişti demek. En son hatırladığı telefonda tartıştığı müşterinin söyledikleriydi. Buraya nasıl geldiğini hatırlamıyordu.

"Rahat ol..." dedi doktor. "Şu an damarlarınızı kontrol ediyoruz, gerekirse stent takabiliriz."

Cemil o gün işyerinde hem çalışanlar hem de müşterilerle tartışmış, en son telefonda konuşurken duvarı yumruklamış ve bir anda yere yığılıp kalmıştı. İş ortağı 112'yi aramış ve ambulansla onu hastanenin aciline getirmişti. Bu sırada kalbinin durmasıyla şuur kaybı yaşayan Cemil, şok cihazı ile hayata döndürülmüştü. İlk tetkikler yapılır yapılmaz kalp krizi geçirdiği anlaşıldı ve hızla anjiografi laboratuvarına alındı.

Cemil tam bir işkolikti. Günde on iki saat çalışıyor, akşamları birkaç arkadaşıyla alkol ve sigara içiyor, eve gittiğinde çoktan uyumuş olan çocuklarını öpüyor ve hemen yatıyordu. Ne yatarken huzurluydu, ne uyandığında, ne de gün içinde koştururken. İş stresi onu pençesine almıştı ama kendini yalnız da hissediyordu. Kalbini açabileceği kimse yoktu. Neredeyse her gün gergindi. Olur olmaz her şeye sinirlenip bağırıyordu, Rahatlamak için yaptığı tek şey alkol ve sigara kullanmaktı. Bu stres, yalnızlık ve öfke bugün onu içeriden vurdu. Yıllar içinde tansiyonu farkında olmadan yükselmiş ve en sonunda kalbini etkilemişti. Cemil stresi yönetebilse, tansiyonuna dikkat etse ve kalbinin sesine kulak verebilseydi, belki şu an anjiografi masasında olmayacaktı. O sadece 38 yaşındaydı.

İki Ses Arası Yaşam

Anne karnındaki bir bebeğin kalbi ilk kez ne zaman atmaya başlar? Bu, bebeğini kucağına almak isteyen anneler için çok anlamlı bir sestir. Dünyaya geliş yolculuğumuzu ve yaşama tutunmaya başladığımızı bildiren ilk ses. Biz bu yaşamdan ayrılırken kalbimizin sesi susar. Hayat, bu sesin duyulması ve kaybolması arasındaki zamanda yaşadıklarımızdır. Peki bu zaman diliminde, kalbimizin sesinin ne kadar farkındayız? Kalbimiz bize sesini duyurana kadar, çoğumuz bu ritmik yaşam sesinin farkına varmıyoruz.

Henüz annemizin karnında embriyo halindeyken oluşan ilk organımız kalbimizdir. Yaklaşık altı haftalıkken kalp atışları duyulmaya başlanır. Embriyo bir insan olmaya doğru geliştikçe annenin duygularını da hissetmeye ve bundan etkilenmeye başlar. Yani kalbi gelişen bir bebek aynı zamanda duyguları da hisseder. Bebek dünyaya gelir, onu bekleyen sayısız yaşam deneyimi vardır. Ama bir yetişkin olduğunda, dikkatini etrafına verir, kalp sesini duymaz olur, bazen de tıpkı Cemil gibi hem kalbine hem de duygularına karşı da körleşir.

İnsan vücudunda 200 ayrı türde olmak üzere, yaklaşık 100 trilyon hücre vardır. Kalbimizdeki hücreler vücuttaki diğer hücrelere göre bir farklılık gösterir: Vücudumuzda ritmik olarak hareket eden tek hücre türüdür. Kalbimizde bulunan özel kas hücreleri büzülme ve açılma hareketleri yapar ve kalbimizin atmasını sağlar. Kalbin çalışması çoğu zaman öyle sessizdir ki bizim için atan bu mucize organın varlığını düşünmeyiz. Ancak, çalışmasında bir sorun olduğunda ya da ani bir korku ya da öfke gibi şiddetli bir duygu yaşadığımızda kalbimizin atışlarını hisseder ve sesini duyarız.

Tüm kültürlerde kalbe özel bir önem atfedilmiştir. Bu önem kalbin hem yaşamın kaynağı olması hem de duygularla bağlantılı olmasıyla ilgilidir. Bizim dilimizde kalp yerine ayrıca kullandığımız iki anlamlı kelime daha var: Yürek ve gönül. Örneğin acı çeken birini gördüğümüzde "Yüreğini serin tut" deriz. Bizim için çok kıymetli insanlara "Seninle aramızda gönül bağı var" deriz. Bu ifadeleri kalbimizin derin hislerimizle bağlantısını vurgulamak için kullanırız. Kalp tüm kültürlerde sevginin, şefkatin, merhametin, cesaretin ve iyiliğin sembolüdür.

Peki kalbimizin değerini ne kadar biliyoruz? Ona gereken özeni gösteriyor muyuz? Dünya Sağlık Örgütü verilerine göre, tüm dünyada kalp hastalığı ölüm nedenleri arasında ilk sırada. 2030 yılına kadar bu durumun değişmeyeceği varsayılıyor. Ülkemizde ise bu oran Avrupa ülkelerinin birçoğundan daha yüksek. Türkiye İstatistik Kurumu verilerine göre, ülkemizdeki toplam ölümler içinde kalp hastalıklarının oranı artıyor.

Mekanik Ama Duygusal

Kalp, vücudumuza kan pompalayan mekanik işlevinin ötesinde duygularımızı deneyimlediğimiz yerdir. Sizi terk eden ve halen âşık olduğunuz eski sevgilinizi gördüğünüzde kalbinizin nasıl yerinden çıkacak gibi attığını ya da kötü bir haber aldığınızda hissettiğiniz acıyı düşünün. Nefret, öfke gibi olumsuz duygular ya da şefkat ve merhamet gibi olumlu duygular, kalbimizi etkiler. Kalbimiz bütün bu duygusal deneyimlere yanıt verir. Bazen farkında olmasak da.

Yaşamda her gün bir şeyler olur, birçok deneyim yaşarız. Bizi mutlu eden olaylarla karşılaşırız, kimi zaman beklentilerimiz altüst olur. Bazen mutluluktan uçarız, bazen de umutlarımız yıkılır. Yaşam çoğu zaman olağan bir günle devam ederken, beklenmedik duygusal depremler ortaya çıkabilir. Evliliğe giden ilişkimiz aniden biter, beklemediğimiz bir anda işten çıkarılırız, maddi kayıplar yaşarız, kendimizle ya da sevdiklerimizle ilgili sağlık sorunları yaşarız. Bir anda her şey kökünden sarsılır. Olanları anlamaya çalışır, "Neden?" diye sorarız. Bu duyguları vücudumuzda hisler olarak yaşarız. Kalbimiz bu arayışlarımızın hepsinde devreye girer, vücudumuzu korumaya ve bizi hayatta tutmaya çalışır. Kalp, olumlu ya da olumsuz duyguları en çok hissettiğimiz organdır.

Duygular yaşamımız ve davranışlarımızı görünür şekilde etkiler. Örneğin öfkeli bir kişi çok yemek yemeye başlayabilir, sigara ve alkole daha çok ihtiyaç duyabilir. Farkında olmadığımız şey, duyguların bedenimizin içinde yarattığı görünmeyen etkidir. Çoğu kişinin öfkelendiğinde tansiyonuna bakmak aklına gelmez. Tansiyonun bir öfke patlaması ile yükselmesi ya da aniden ortaya çıkan bir stresin "kırık kalp sendromu"na yol açması, duyguların kalbi direkt etkilediğinin göstergelerindendir.

Koruyucu kalp sağlığında, daha çok şişmanlık, sigara kullanımı, yüksek tansiyon, yüksek kolesterol gibi konulara odaklanılıyor. Ancak duyguların kalp sağlığı için önemi sıklıkla atlanıyor. Bu görünmeyen ama önemli ihmal tüm dünyada olduğu gibi ülkemizde de aynı. Tansiyon ilaçlarını kullanmayan bir kişi depresyonda olabileceğini düşünmüyor ya da sigarayı bırakamıyor, çünkü içten içe çok da ömrü kalmadığına inanıyor; babası da zaten bu yaşlarda yaşamını kaybetmiş. Duygularımız ve inançlarımız bedenimizin çekirdeğini derinden etkiliyor.

Kalbim için ne yapabilirim? Stresi yönetmek ve mutlu bir yaşamın anahtarını bulmak mümkün mü? İlerde kalp hastası olacağım dersem gerçekten olur muyum? Mutlu insanların kalbi daha mı sağlıklıdır? Tüm bunlar gerçekten kalp için önemli mi? Tüm bu sorulara, bilimsel araştırmalar ve gerçek yaşam hikâyeleri ile cevap vermeye çalıştık. Uzun yıllar kalp sağlığı ve hastalıkları alanında çalışmış iki farklı disiplinden kişi olarak, kalp sağlığının ihmal edilen kısmı olan "duygusal sağlık" konusundaki deneyimlerimizi yazmaya karar verdik. Bilimsel çalışmalar ve hastalarımızın duygusal deneyimleri bu yolda iki temel rehberimiz oldu.

Kalbe dair bir kitap yazma fikriyle yola çıktık. Çünkü:

Bir psikolog olarak kalp sağlığının duygularla bağlantısına binlerce kez tanık oldum. Bir yandan kaygı, panik, diğer yandan umudun ve sevginin kalbe dair etkileri yaşam hikâyeleriyle hep karşımdaydı. Durum ne kadar vahim olursa olsun, insanlar yaşama tutunmayı bırakmıyordu. İnsanlar, kalplerinin sesi susana kadar sevdiklerine kavuşma umuduyla yaşama tutunuyordu. Trajik birçok hikâyenin içinde küçücük de olsa bir pırıltı göze çarpıyordu. Sevginin iyileştirici gücünü ve şefkatin tüm yaraları saran etkisini birçok kez gördüm. İyileşeceğine inanmakla inanmamak arasında gözle görülür farklar vardı. Bilimsel verilerin ötesinde, kalbin duygularla bağlantısı terapi koltuğunda hep karşımdaydı. Bu kitap fikri, umudun önce kalbe, sonra yaşama dokunan etkisine olan tanıklıkla ortaya çıktı.

Dr. Hicran Tülüce (PhD)

Bir kardiyolog olarak, doktorun hastasına empatiyle bakmasının, duygularını anlamasının etkisine çoğu kez tanık oldum. Bir hastanın "İşte beni anlayan biri var" diye düşünmesinin iyileştirici etkisini gördüm. Beni özellikle etkileyen bir konu da kendilerine ilk kez eko yapılarak kalbini ekranda gören insanların şaşkınlığıydı. İçlerinde atan bu mucizevi organı ekranda gören çoğu hastam, oradan farklı bir şekilde kalktı. Kalplerine daha çok dikkat ettiler, onun sesini daha iyi duydular, ona gereken özeni gösterdiler. Kitabımızda da adeta bir eko cihazında kalbinizi görmeniz gibi, yaşamın görünmeyen duygusal yönlerini size göstermeyi istedik.

Prof. Dr. Ahmet Taha Alper

Kalp sağlığınızla ilgili sorun olsun ya da olmasın, sizi kalp dostu duygusal ve davranışsal değişimler konusunda cesaretlendirmek istiyoruz. Kalp sağlığına "duygu odaklı" yeni bir yaklaşım sunmayı ve kalbinizin gücünü keşfetmenize yardımcı olmayı hedefliyoruz. Kitapta kalple ilgili birçok gerçek hikâyenin yanı sıra pratik bilgiler de bulacaksınız. Yaşamla ilgili her detayın, nasıl dönüp dolaşıp kalbe dokunduğuna tanık olacaksınız.

1. BÖLÜM

KALP VE BEYİN ÇATIŞMASI

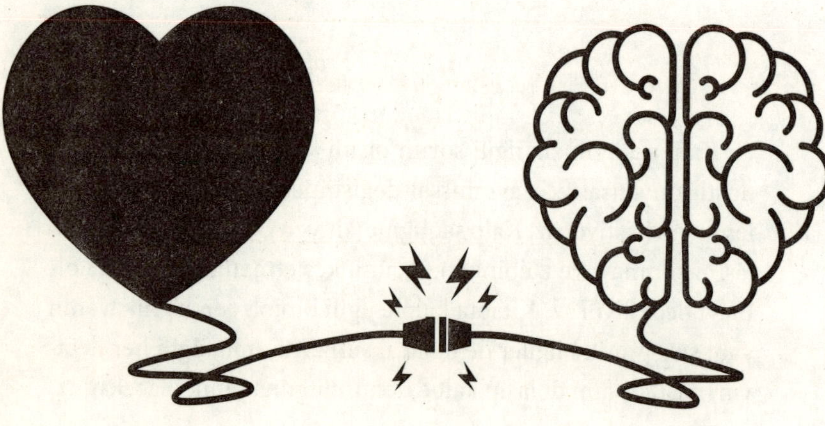

"Dünyadaki en iyi ve en güzel şeyler görülemez ve hatta dokunulamaz bile, onlar kalple hissedilmelidir."

– Helen Keller

Dünyanın ilk felsefi romanı olan *Hay bin Yakzan*, 12. yüzyılda yaşamış İslam filozofu İbni Tufeyl tarafından kaleme alınmıştır. Romanın kahramanı Hay bin Yakzan, yolculuğuna çok önemli bir şeyi arayarak başlar: Kalbin gizemi.

"Ceylanın Ölümü"

"Hay bin Yakzan, hiç kimsenin olmadığı ıssız bir adada tek başınaydı. Açlıktan ve korkudan ağlıyordu. Yavrusunu kaybetmiş bir ceylan, onun ağladığını duydu. Yanına koştu. Onu emzirdi, ona baktı ve büyüttü. Ceylan onu çok sevdi. Birbirlerinden hiç ayrılmadılar. Ceylan yaşlanıp güçsüzleşti. Bu kez de Hay ona bakmaya başladı. Ancak, Hay'ın gösterdiği tüm özene karşın ceylan, her geçen gün biraz daha zayıfladı. Sonunda, yakalandığı ölümcül hastalıktan bitkin düşerek öldü. Hay, yığılıp kalan ceylanın hareket etmediğini görünce ağlamaya başladı. Öldüğünü anlamadı, çünkü ölümü bilmiyordu. Ona her zamanki gibi seslendi, yanıt almayı bekledi. Ama hiçbir tepki alamadı.

Tüm bedenini inceledi. Ceylanın ölümüne neden olan hastalığın merkezini bulup iyileştirebileceğini umuyordu. Fakat tüm umutları boşa çıktı. Ceylanın organlarını çalıştırmayan, onu hareketten alıkoyan temel bir neden, bir engel vardı. O engeli bulup ortadan kaldırırsa, ceylan hayata dönebilirdi.

Hay şu sonuçlara ulaştı: Gövdenin içinde bir organ vardır. Diğer tüm organlar, canlılıklarını ondan alırlar ve ona bağımlıdırlar. O organı sağlığına kavuşturmak, diğer bütün organları iyileştirir. Bu organın, gövdenin neresinde bulunabileceğini araştırmaya başladı. Kendi vücudunu yokladı. Göğsünde böyle bir organın bulunduğunu sezinledi. Hayvanlarla boğuştuğu zaman, korumaya en çok özen gösterdiği yeri, göğsü idi. Çünkü güdüsel olarak içindeki değerli organın bilincindeydi. Bu organa ulaşmak ve iyileştirmek için ceylanın göğsünü açmaya karar verdi. Sert ve keskin taşlardan bir bıçak yaptı ve bununla ceylanın göğsünü yardı. Karşısına çok sağlam ve dayanıklı bir perde çıktı. Perdeyi zorlukla açabildi. En sonunda, son derece sağlam bir kılıfla sarmalanmış yüreği buldu. Yüreği çevreleyen kılıfı açtı, yüreği çıkardı. Diğer organların soğuk olmasına rağmen yüreğin sıcaklığını fark etti. Kendi kendine, 'İşte aradığım şey, bu organın içinde olmalı' dedi. Dikkatle inceledi. Aradığı şeyin burada bulunduğunu, ama buradan çıkmış olduğunu anladı. O şey, yerini terk etmiş ve gövde canlılığını yitirmiş, hareket edemez olmuştu. Şimdi bütün ilgi ve çabası, gövdeye canlılık veren o şeye yöneldi. Artık tek isteği, tek düşüncesi, o şeyi anlamaktı."

***

Vücudun efendisi kimdir? Kalp mi, beyin mi? Aslında bu 3000 yıllık kadim bir tartışmadır. Eski Mısırlılar ve Mezopotamyalılara göre vücudun merkezi kalpti. Örneğin, Eski Mısır'da ölüler mumyalanırken kalp dışındaki bütün organlar vücuttan çıkarılarak bir kavanozda saklanıyordu. Bu uygulamada, vücutta sadece kalp bırakılıyordu. Mısırlılar, kalbin asla sahibinden ayrılmaması gerektiğine inanıyorlardı. Çünkü "iyi bir kalp" sonsuz yaşama geçiş için anahtardı. Eski Mısır'da, ölümden sonra bir hesaplaşma ve yargılanma olduğuna inanılıyordu. Bu inanış, ruhun tartılması anlamına gelen "psikostazi" olarak adlandırılmıştır. Ölüm Tanrısı önünde terazinin bir kefesine kalp, diğer kefesine tüy konarak tartılıyor ve sonsuzluk için karar veriliyordu. Kalp vicdanı, tüy ise hakikati temsil ediyordu. Kalp tüyden hafif gelirse, bu o kişinin doğruluğunu gösteriyordu. Bu durumda kişi yargılanmayı geçiyor ve ölümsüzlüğe ulaşıyordu.

Eski Yunan'da ise filozoflar ve hekimler, doğayı ve insanı anlama çabasında olmuş, ruhun bedenin neresinde olduğuna ve vücudu kimin yönettiğine dair görüşler ileri sürmüşlerdir. Birçok görüşün içinde iki tanesi belirgin bir şekilde ortaya çıkmıştır: Vücudun efendisinin beyin olduğunu savunanlar ve kalp olduğunu savunanlar. MÖ 5. yüzyılda yaşamış ve tıbbın babası olarak anılan Hipokrat şöyle söylemiştir:

"Bütün zevklerimiz, mutluluğumuz, kahkahalarımız, acılarımız, kederlerimiz, ümitsizliklerimiz ve gözyaşlarımız, yalnızca beyinden kaynaklanır."

Beyin yerine kalbi merkeze koyma fikri Aristoteles'ten gelmiştir. Felsefe ile birlikte doğabilimleri ve biyoloji konusunda önemli çalışmalar yapan Aristoteles, beynin hiçbir duyumdan sorumlu olmadığını düşünmüştü. Ona göre tüm duygu ve düşüncelerin kaynağı kalpti. Çünkü kalp, sıcak bir organdı ve onda çok miktarda kan vardı. Beyin ise önemsizdi, tek görevi kalbi serinletmekti. Aristoteles bu görüşlerine hayvanlar üzerinde yaptığı incelemelerle varmıştır. Bu incelemelerde kalbin sıcak, beynin ıslak ve soğuk olduğunu görmüştür. Ayrıca kalp atışı durduğu zaman vücut soğuyor ve kalp çıkarılana kadar hayvanlar yaşamaya devam ediyordu. Demek ki kalp, vücudun efendisiydi.

Antikçağdaki felsefe ve tıp bilimiyle uğraşanların bu tartışması, İslam dünyasının yükseldiği yıllarda da devam etmiştir. Türk-İslam dünyasındaki filozoflar da kalp merkezli bir yaklaşımı benimsemişlerdir. Farabi, *İdeal Devlet* adlı kitabında, *"Kalp, kendisine başka bir organın emretmediği amir organdır. Ondan sonra beyin gelir"* demiştir. Aristoteles'ten çok etkilenen büyük İslam bilgini ve hekim İbni Sina da duyuların ve hareketin merkezinin kalp olduğunu düşünmüştür.

Rönesans döneminde de ruhun insan vücudundaki konumu, yeniden kalbi destekleyenler ve beyni destekleyenler olarak ikiye bölünmüştür. Büyük ressam Leonardo Da Vinci, *"Gözyaşları beyinden değil, kalpten gelir"* diyerek kalbin duyguların evi olduğunu söylemek istemişti.

Kalp ve beyin merkezli bu iki görüş modern bilimin başlangıcına kadar birbirleriyle mücadele etmiştir. Mücadeleyi beyin kazanmış, hatta modern bilim kalbin duygularla bağlantısını reddeden veriler ortaya koymuştur. Örneğin 2000 yılında yapılan geniş kapsamlı bir çalışmada, âşık olan kişilerin beyni incelenmiş. Çalışmaya katılanlar hem âşık oldukları kişinin resmine hem de arkadaşlarının resmine bakmışlar. Âşık oldukları kişinin resmine baktıklarında, beynin ödülle ilgili bölgesi aktive olmuş. Duygusal hafıza ve korkuyla ilgili olan "amigdala" devre dışı kalmıştır. Yani insana dair en büyük duygu olan aşkın bile beyindeki merkezlerle ilgili olduğu "kanıtlarla" gösterilmiştir. Bu görüşün baskınlığı, beyni vücudun en önemli organı haline getirmiştir.

Kalp: Mekanik Pompa

Anne karnında gebeliğin 21. gününden itibaren oluşmaya başlayan kalbimiz, 6. haftada atmaya başlar ve bütün hayatımız boyunca tam bir işkolik gibi çalışır. Çünkü vücudumuzda bulunan trilyonlarca hücre kalbin pompa gücüne muhtaçtır. Hayatımız boyunca kalbimiz, yaklaşık 2,5 milyar kez atar. Sağlıklı bir kalp her gün 7 ton kanı, yaklaşık 90 bin kilometrelik damar ağına pompalar. Bu pompa öylesine güçlü ki kan hücrelerini bir oda içerisinde 9 metre öteye gönderebilir. Kalbimizin her gün ürettiği enerji, bir kamyonu 30 kilometre hareket ettirebilir. Damar ağı bütün vücudumuzu kuşatır. En ince damarlarımız, saç kılından dahi incedir.

Peki, kalbimizin anatomik yapısını basitçe nasıl anlayabiliriz? Kalbimiz iki üst odacık (sağ ve sol atrium) ve iki alt odacık (sağ ve sol ventrikül) olmak üzere anatomik olarak 4 odalıdır. Sağ üst odacık ile sağ alt odacık arasında üç yapraklı bir kapak, sol üst odacık ile sol alt odacık arasında iki yapraklı bir kapak bulunur. Kalbin temel görevi, organlarımıza oksijeni ulaştırmaktır. Bunu kan aracılığıyla sağlar. Kanın dolaşım sistemindeki seyahati ise şöyle gerçekleşir: Oksijeni organlara dağıtan kan, toplardamarlar aracılığıyla önce kalbin sağ üst odacığına gelir. Odacık kan ile dolunca üç yapraklı kapak açılır ve kan kalbin sağ alt odacığına dolar. Kalbin sağ alt odacığının kasılması ile de yeniden oksijenlenmek üzere kan akciğere pompalanır. Bu dolaşım, ilköğretim çağlarında bize küçük kan dolaşımı olarak öğretilmişti. Kan akciğerlerden oksijeni aldıktan sonra, yine toplardamarlar aracılığıyla kalbin sol üst odacığına gelir. Odacık dolduğunda iki yapraklı kapaklar açılır ve kan sol alt odacığı doldurur. Sol alt odacığın kasılması ile de atardamarlar aracığıyla, kan bütün vücuda yeniden dağıtılır. Bu dolaşımı da ilköğretim yıllarında büyük kan dolaşımı olarak öğrenmiştik. Bütün organlarımızın etkin çalışması, işte bu kritik döngü sayesinde olmaktadır. Biz günlük telaş içerisindeyken, kalbimiz bu mucizevi döngüyü yaşam boyu sürdürür.

Son 40 yıldır yapılan çalışmalar, kalbin sadece mekanik bir pompa olmadığını, hem beyin hem de vücutla özel bir iletişimi olduğunu göstermiştir. İlk atışıyla yaşamı başlatan kalbin dünyası aydınlanmaya başlamış ve kalbe verilen önem artmıştır.

1970'lerde başlayan araştırmalar, iki yaşamsal organımız olan beynimiz ve kalbimiz arasında çift yönlü bir iletişim olduğunu göstermiştir. Bu çift yönlü iletişimle ilgili ilk çalışmaları John ve Beatrice Lacey yapmıştır. Kalbin beyinle bu etkileşiminin, bizim dünyayı nasıl algıladığımızı ve tepki verdiğimizi önemli şekilde etkilediğini keşfetmişlerdir.

> Kalp ve beyin arasında karşılıklı bir mesajlaşma var: Beynin kalbe mesajlar gönderdiğini biliyoruz. Ama kalp de beyne anlamlı mesajlar gönderiyor ve beyin bunu anlamakla kalmıyor, itaat de ediyor. Üstelik bu mesajlar bizim algılarımızı, davranışlarımızı ve performansımızı etkileyebiliyor.

Araştırmaların yanı sıra teknolojideki gelişmeler de vücudumuzla ilgili fizyolojik ölçümlerin yapılmasına katkı sağlamıştır. Yeni ölçümler kalp hızı, kan basıncı ve sinir faaliyetlerinin sabit olmadığını, çok kararlı koşullarda bile karmaşık olabileceğini göstermektedir. Yani bedenimiz, sadece beynin komuta ettiği bir sistem değildir; kalbimizin aktif bir şekilde dahil olduğu sinirsel, hormonsal ve mekanik sistemlerin kesintisiz etkileşimiyle yönetilmektedir.

Kalpteki Beyin

1990'ların başında, farklı uzmanlık alanlarından gelen bir grup doktor (kardiyolog, nörofizyolog ve nöroanatomist), birlikte araştırmalar yapmaya başlamıştı. Bu araştırmalar, yeni bir disiplin olarak nörokardiyoloji alanını ortaya çıkardı.

Kanada Montreal Üniversitesi'nden kardiyolog J. Andrew Armour, 1991'de "kalp beyni" kavramını tanıtmıştır. Armour ve arkadaşlarının çalışmaları, kalbin kendisine ait karmaşık bir içsel sinir sistemi olduğunu açıkça ortaya koymuştur. Kalbin bu sistemi, 40.000 sinir hücresine sahiptir ve tıpkı beyindeki gibi bu hücrelerin de hissedebildiği, öğrenebildiği ve hatırlayabildiği düşünülmektedir.

Peki, kalp-beyin etkileşimi kendisini nasıl gösterir?

Kalpten alınan bilgi, farklı yollarla beyne gönderilmektedir. Kalp, beyin ve vücutla hormonlar ve sinir ağları sayesinde iletişim kurmaktadır. Bu iletişim yolları, beynin hem faaliyetlerini hem de performansını etkilemektedir. Kalbimiz, beynimizle iletişim kurarak algılarımızı, duygularımızı ve sağlığımızı etkilemektedir.

Kalbi hayal ettiğinizde, aklınıza ilk başta bir kas kütlesi gelir. Yakın zamanda yapılan çalışmalar ise bu kas kütlesinin kan pompalama ötesinde hormon da salgıladığını gösterdi. Kalp ürettiği hormonlar sayesinde beyin ve vücutla iletişim kurmaktadır. Salgıladığı iki hormon, tüm vücudu etkiler. ANF (Atrial Natriüretik Peptid) ve oksitosin olarak bilinen bu hormonların, duygu ve davranışlarımızı etkileyebildiği kanıtlanmıştır.

ANF hormonu 1983 yılında keşfedilen, kalbin üst odacığında (atriyum) üretilip salgılanan bir hormondur. Bu keşifle kalp, hormonsal sistemin bir parçası olarak kabul edilmiştir. ANF vücudumuzdaki damarları, böbrekleri, hormonal bezleri ve beyindeki birçok merkezi düzenlemeye yardım eder. Damarlar üzerinde direkt etkilidir, aynı zamanda idrar söktürücü özelliğiyle de tansiyonu düşürür. Ayrıca ANF hormonunun artması, stres hormonlarının salınımını engeller, böylece bağışıklık sistemi görevini daha iyi bir şekilde yerine getirir. Dolayısıyla da hastalıklara karşı direnç artar. Çalışmalar, ANF'nin motivasyonu ve davranışları etkileyebileceğini göstermektedir.

Kalbin ürettiği diğer hormonun adı: Oksitosin. Bu hormon, sevgi ya da sosyal bağlanma hormonu olarak bilinir. Oksitosin hormonunun, doğum ve emzirme işlevleri dışında sosyal davranış, öğrenme, hafıza ve empati ile de ilgili olduğu düşünülmektedir. Üstelik çalışmalar, kalbin en az beyin kadar oksitosin üretebildiğini ve salgıladığını göstermiştir.

Bütün bu etkiler, kalbin bağımsız bir şekilde inisiyatif kullanarak hem fiziksel hem duygusal olarak vücudu kontrol ettiğini gösterir.

Yeni Bir Zekâ Türü: Kalp Zekâsı

Akademik (IQ) ve duygusal zekâ (EQ) tanımlarından sonra artık kalp zekâsından bahsediliyor. Merkezi ABD'de bulunan Kalp Matematiği Enstitüsü (Heart Math Institute), yaklaşık 30 yıldır kalp-beyin ilişkisinin uyumu ve kalp zekâsı üzerine çalışmalar yapıyor. Enstitü kalp zekâsını şöyle tanımlıyor:

"Kalp zekâsı fiziksel, duygusal ve ruhsal zekânızı birleştirebildiğiniz zaman ortaya çıkan daha yüksek bir farkındalık seviyesidir."

Kalp zekâsı duygusal zekâdan daha farklıdır. Duygusal zekâ kendi duygularınızın ve başkalarının duygularının farkında olma yeteneğidir. Kalp zekâsı ise akademik ve duygusal zekâyı kapsayan, ama bunlara sezgileri, içgüdüleri ve ilhamı da ekleyen bir zekâ türüdür. Yani tüm yaşamınıza "yüreğinizi" katmanızla ilgilidir.

Kalp Matematiği Enstitüsü kalbe dayalı bir yaşamı öneriyor. Kalbe dayalı bir yaşam sevgi, şefkat, merhamet ve minnettarlık gibi olumlu duyguları artırmakla mümkün. Kendi kalbimizi daha derinlemesine dinlersek, zekâmızın ve sezgimizin arttığı sonucuna varmışlar. Bu aynı zamanda, yaşamın zorlu dönemlerinde ya da kriz anlarında kalbin yol gösterici etkisinden faydalanmak demek. Aksi takdirde güvensizlik, öfke, korku ve suçlama gibi duyguların ve davranışların kurbanı oluyoruz.

Çalışmalarının odak noktasında kalp hızı değişkenliği var. Olumlu ve olumsuz duyguların otonom sinir sistemimiz üzerindeki etkisini incelemek için kalp hızı değişkenliğini kullanıyorlar. Çünkü kalp ritmi, duygusal durumlarımızın en dinamik göstergesi. İçinde bulunduğumuz duygusal durumları bir ayna gibi yansıtıyor. Sevgi, şefkat, merhamet ve şükran gibi olumlu duygular, kalp atım hızı değişkenliğimizi uyumlu hale getiriyor. Uyumlu kalp ritmi sadece stresi azaltmıyor, aynı zamanda algımızı da daha net hale getiriyor. Stres, umutsuzluk ve hayal kırıklığı gibi tüketici duygular ise uyumu bozuyor. Enstitüye göre, kalbimizin ritmiyle duygularımız arasında matematiksel bir bağ var. Olumlu duyguları aktif hale getirmek, kalpten tüm bedene yayılan mesajları etkiliyor, ayrıca etrafımızdaki kişilere de olumlu etki yapıyor.

Peki, bu uyum en basit şekliyle nasıl artar? Enstitü sadece bir dakikanızı ayırdığınız çok basit bir teknik öneriyor: Hızlı Uyum Tekniği. Bu teknik stres, hayal kırıklığı, kaygı ve öfke gibi duyguları bir dakika içinde tahliye ederek, kolayca uyum yaratıyor. Bu basit tekniği her an her yerde uygulayabilirsiniz. Stresi anında düşürerek, olumlu ve sakin hissetmenizi sağlıyor ve enerjinizi yükseltiyor.

Tekniğin iki basit adımı var:

Kalp odaklı nefes alın

Dikkatinizi kalp bölgenize getirin, nefesinizin göğüs bölgenize akışını ve çıkışını hayal edin. Normalden biraz daha derin ve yavaş nefes alın.

Olumlu bir hissi uyandırın

Yaşamınızdaki birine ya da bir şeye şükran duymak gibi yenileyici bir duyguyu hatırlayın.

"Frekansımız tutuyor" Sözü Doğru mu?

> Eskilerin "Kalp kalbe karşıdır" sözü, kalpler arasındaki iletişimi anlatır. Bazı çalışmalar, kalplerimiz arasındaki bu iletişimin ölçülebildiğini gösteriyor. Biz görmesek de kalplerimiz elektromanyetik alan etkileşimleri yoluyla iletişim kuruyor. Kalbin manyetik alanı, beynin manyetik alanından 100 kat daha güçlü. Bu alan, vücudun birkaç metre uzağına kadar ölçülebiliyor ve hatta bu manyetik alanın, kişiler arasındaki sosyal ilişkileri etkileyebildiği düşünülüyor.

İki kişi arasında bir gerginlik olduğunda bunu rahatlıkla anlayabiliriz. Keyifli bir sohbet ya da gergin bir tartışma içinde olduğunuzu düşünün. Yüz ifadeleri, ses tonu, beden dili gibi ipuçları iletişimlerin nasıl olduğu hakkında bilgi verir. Ancak bir de kalbimizin oluşturduğu manyetik alanlarda bizim göremediğimiz bir manyetik iletişim olduğu düşünülüyor. Yani birilerini çekici bulmak ya da itici bulmak, "frekansımızın tutması" ya da "enerji alamamak" gibi deyimlerde gerçeklik payı olabilir.

Araştırmacı Rollin McCraty ve arkadaşlarının çalışmalarına göre kalplerimizin manyetik alanı ortamdaki insanların beyin dalgalarını etkileyebiliyor. Duygusal durumumuzun kalbimizin manyetik alanına kodlandığı ve hem bedenimize hem de dış çevreye iletildiğine dair bir çalışma var. Örneğin, derin bir şükran duygusu yaşarken ya da öfke duyguları içindeyken kalbimiz farklı manyetik sinyaller üretiyor. Bu sinyaller de etrafımızdaki kişileri etkiliyor.

"Bu bir hissikablelvuku mu? Yakında ölecek miyim?"

Peyami Safa

Hissikablelvuku, Türk edebiyatının önemli temsilcilerinden biri olan Peyami Safa'nın romanlarında sıklıkla kullandığı bir kelimedir. Dilimize Arapçadan geçen bu kelime, olacak olan bir şeyi önceden hissetmek anlamına gelir.

Nasıl olduğunu anlayamayız ama bazen bir şeylerin olacağına ilişkin güçlü hislerimiz olur. Bazı kişilerin sezgileri daha fazla gelişmiştir. Hatta sıklıkla bu kişilere fikir soranlar olur. Çünkü o kişinin sezgilerinin güçlü olduğu, söylediklerinin çoğu zaman çıktığı düşünülür.

Çoğumuz önemli bir karar verirken "kalbimizi dinlemek" konusunda bir ikilem yaşamışızdır. Hatta, "Keşke kalbimin sesini dinleseydim" dediğimiz zamanlar olur. Bazı çalışmalarda, sezgilerin kalpte hissedildiğine dair kanıtlar bulunmuştur. Yani kalbimiz gelecekte olacak bir olayı tahmin edebiliyor. Yukarda açıkladığımız kalp uyum tekniğinin kullanıldığı bir çalışmada hem kalbin hem de beynin gelecekteki bir olay gerçekleşmeden önce bu olay hakkında bilgi aldığı ve yanıtladığı görülmüştür. Çalışmaya katılan 26 kişiye stres tepkilerini test etmek için ekranda 45 farklı resim gösterilmiş. Her bir resim 3 saniye gösterilmiş ve 10 saniye boyunca ekran karartılmış. Bu resimlerin bazıları bir trafik kazası ya da yılan gibi güçlü duygusal tepki uyandıran, bazıları ise doğa resimleri gibi sakinlik uyandıran resimlermiş. Resimler gösterilirken kişilerin hem beyin dalgaları hem de kalp atışları kaydedilmiş. Beyin ve kalple ile ilgili ölçümlerde, kişinin sanki gelecek resmi tahmin edebildiğine dair değişimler tespit edilmiş. Ölçümlerde, kalbin tepkisinin beyne göre 1,5 saniye önce olduğu gözlenmiştir. Araştırmacılara göre bu bulgular, bilgilerin önce kalbe geldiğini, sonra beyne iletildiğini düşündürmektedir. Yani kalp bu sezgisel bilgiyi beyinden daha önce alıyor gibi görünmektedir. Bu, yüzyıllardır kalbin sezgisine ilişkin inancı destekleyen önemli bir bulgu olabilir.

Necip Fazıl'ın *Kavanozdaki Adam* isimli tiyatro eseri, 1987'de TRT'de dizi olarak yayımlandığında büyük yankı uyandırmıştı. Eserin kahramanı Semih, oğlunu kaybettikten kısa bir süre sonra, beyninde bir tümör olduğunu öğrenir. Tek çare beyin naklidir. Semih'e fakir bir adamın beyni nakledilir. Ancak sonuç, beyin naklini gerçekleştiren doktorun tahmin ettiği gibidir. Semih kendisini, beyni nakledilen Mehmet gibi hissetmektedir. Tamamen farklı bir insan olmuştur.

Henüz bir beyin nakli yapılmadı ama yapılsaydı beyinle birlikte kişilik özellikleri ve anıların, nakil yapılan kişiye geçebileceğini düşünmek oldukça mantıklı. Peki, ya bir kişiye kalp nakli yapıldığında kişinin özelliklerinde değişiklik olur mu? Bazı çalışmalarda kalp nakli yapılan insanlarda kişilik değişiklikleri ile bazı anıların transfer olabileceği gözlendi.

Kalbin kendine ait bir hafızası olduğuna ilişkin görüşler, 2002'de Hawaii ve Arizona üniversitelerinde yapılan ilginç bir çalışmayla gündeme gelmiştir. Araştırmacılar, kalp nakli yapılan on kişi ve onlara kalp veren kişilerin aileleriyle görüşmeler yapmış. İlginç bir şekilde, kişilerin yeme tercihlerinde, müzik tercihlerinde ve hatta karakterlerinde değişiklikler olduğu ortaya çıkmış.

Bu durumla ilgili literatüre geçmiş bir sürü vaka mevcut. Örneğin, kalp naklinden önce fastfood bağımlısı olan bir erkek, nakil sonrası sıkı bir vejetaryen olmuş. Meğer kalbin alındığı kişi bir vejetaryenmiş. Diğer bir ilginç vaka; nakil öncesi hiç klasik müzik dinlemeyen bir kişinin, nakil sonrası saatlerce klasik müzik dinlemeye başlaması. Bu kez, kalbi veren kişi bir keman sanatçısıymış. Özetle görüşme yapılan tüm kişilerde, kalplerini aldıkları kişilerle paralel, iki ile beş arasında değişen kişilik özellikleri tespit edilmiş. Bu bulgular, bazı kişilik özelliklerinin kalple birlikte transfer edildiğini düşündürüyor.

Peki, bu nasıl gerçekleşiyor? Nasıl oluyor da bir kalp başka bir bedene geçtiğinde bazı anıları ve kişilik özelliklerini de beraberinde götürüyor? Bir varsayıma göre bu durum, hücresel hafızayla ilgili. Hücresel hafıza düşüncesi, anıların ve kişilik özelliklerimizin sadece beyinde değil, tüm hücrelerde ezberlendiği ve hatırlandığını iddia ediyor. Psikolog Gary Schwartz da kalp ve beyin dahil, vücudumuzdaki tüm sistemlerde sürekli bir mesajlaşma olduğunu düşünüyor. Bu mesajlaşma sayesinde, kalp beynin yaptığı gibi bilgileri depolayabiliyor.

Hissediyorum O Halde Varım

Kalp ve beyin, yani duygu ve akıl arasında kurulması gereken denge, tarih boyunca göz ardı edilmiştir. Kalbin duygusal ve manevi yönleri yok sayılmıştır. Kalp çok eski zamanlardan itibaren tüm kültürlerde; aşkın, acının ve diğer tüm duyguların merkezi olmuştur. Ayrıca tüm dinlerde kalbe özel bir önem atfedilmiştir. İnsanlık tarihinde kalp kadar kutsal sayılan başka bir organ yoktur.

Modern yaşamda duygusal zekâ, akademik zekânın önüne geçmeye başlamıştır. Bu durum, beyin kadar kalple de ilişkilidir. Kalp, fiziksel ve duygusal yaşamımızın önemli bir tamamlayıcısıdır.

Kalp-beyin çatışmasına paralel diğer bir konu, duygu-akıl çatışmasıdır. Duyguları ve aklı ayrı görme eğilimi, Eski Yunan medeniyetine kadar uzanır. Tarihsel olarak hissetme ve düşünme, yani akıl ve duygu, sıklıkla bitmeyen bir savaşta olarak tasvir edilmiştir. Yani insan ruhu, bu iki gücün sürekli çatışmasını yaşıyordu. Düşünsel ve dini literatürde de bu savaşı akıl kazanmıştır.

Hıristiyanlıkta da bu durum geleneksel olarak kabul edilmiş, akıl tüm düşünce tarihini ele geçirmiştir. Duygu, "günaha davetiye çıkarmak" anlamına gelmiştir. Geleneksel olarak, akıl "el üstünde" tutulurken duygular "zararlı" olarak kabul edilmiştir. Duyguların mantıksız, hatta insan yaşamına "zararlı" olduğu görüşü baskın gelmiştir. Duygu ve akıl çatışmasındaki "akıl", modern Batı toplumunun yaşam felsefesi haline gelmiştir. Bu felsefenin temeli ise "Duygular, insana hata yaptırır" düşüncesine dayanır.

Günümüzde, sağlıktan ilişkilere, işyerindeki performanstan satış-pazarlama tekniklerine kadar her alanda duygular işin içine dahil olmaya başladı. Yaşamın birçok alanında duygusal zekânın öneminden bahsediliyor. Yeni yaşam felsefesi akıl kadar duyguya da odaklı.

> Akıl sizi başarılı kılabilir, ancak anlamlı ve derin bir yaşamı garanti etmez. Anlamlı bir yaşam, ancak kalbin sesiyle tamamlanabilir. Çünkü akıl, bunun için yeterli bir donanıma sahip değildir. Çok başarılı olan birçok insanın içinde, anlam veremediği bir boşluk vardır. Bu boşluk, ancak kalbin aydınlanması ile dolar.

Psikolog Gary Schwarz'ın söylediği gibi:

"20. yüzyıl Beyin Çağı olduysa, 21. yüzyıl da Kalp Çağı olmak zorundadır."

Gelin, kendisini kalp-beyin çatışmasının ortasında bulan Murat'ın hikâyesine bakalım.

"Kalbinin Sesini Mezarda Duydu"

Murat'ın içinde anlamlandıramadığı bir huzursuzluk vardı. Son haftalarda giderek artan, içinde damla damla büyüyen ve artık taşma noktasına gelen bir huzursuzluk. Derin bir iç çekti. Yolunda gitmeyen bir şey de yoktu. Şirketin yeni yatırımları meyvelerini vermişti, satışlar patlamıştı. Hatta beklediğinin üzerinde bir ciroya ilk altı ayda ulaşmış, bu yılki hedeflerinin ötesine geçmişti. Öyleyse bu huzursuzluk niyeydi?

Birkaç saat önce onu uykudan uyandıran rüyayı düşündü. Yine o küçük çocuk... Sokak lambasının hayal meyal aydınlattığı bir caddede yürüyen çaresiz, kimsesiz bir erkek çocuğu. Defalarca rüyasında gördüğü çocuk, Murat'a bir türlü yüzünü dönmüyordu. Siyah gür saçlı, kısa pantolonlu bu çocuk, çıplak ayaklarıyla ondan her zaman kaçıyordu. Murat tüm çabasına rağmen ona yetişemiyordu, peşinden koşmak istiyor ama bacaklarının ağırlaşması onu neredeyse hareketsiz bırakıyordu. Çocuk, ilk kez bu rüyada kaçıp gitmedi. Karşısında durdu ve Murat'ın yüzüne baktı. İçinde hem korku hem de şefkat uyandıran bu çocuk, ilk kez sesini duyurdu. Titreyen bir sesle, "Ayakkabılarımı kaybettim" dedi. Gecenin soğuğunda çıplak ayakları üşüyor olmalıydı. Murat yüreğini ezen bir merhametle elini uzattı ve çocuğun omzuna dokundu. Tişörtü terden ıslanmıştı. Çocuğun kalp atışlarını ve hızlanan nefesini hissetti.

Murat Boğaz'dan geçen geminin sesiyle irkildi. Rüya ne anlama geliyordu? Bir süre düşündükten sonra bir anda sekreterine sesli mesaj bırakıp, bugünkü randevularını iptal etmesini söyledi. Arabasına binip köprüye doğru ilerlemeye başladı, Karacaahmet Mezarlığı'nın önüne geldi. Girişteki güvenlik görevlisine selam verdi. Sağ tarafındaki Şakirin Camii'ne baktı. Masmavi gökyüzüne uzanan iki minarenin ortasında metalik gri bir kubbesi vardı. Kubbe sanki dört bir yandan camiyi kucaklıyordu. Güneşin kubbeden yansıyan ışıkları gözlerini aldı. Garip bir huzur hissetti. Uzun servi ağaçlarının arasından yürümeye başladı. Bazı mezarların üzerinde rengârenk menekşeler, sardunyalar vardı, birkaç mezarda da mor acemborusu çiçeğini gördü. Bazı mezarlar ise kupkuru topraktı, üzerlerinde bir ot dahi bitmemişti. Belli ki o mezarların uzun süredir ziyaretçisi yoktu.

Yolun sonuna doğru köşedeki mezarların arasından geçerek birinin önünde durdu. Sadece doğum tarihi olan bu mezar taşına, güçsüzleşen bedeniyle baktı: 14 Nisan 1980. Kalbi sızladı. Mezarı kendisi için geçen yıl almıştı. Etrafına baktı. "Seçtiğin yere bak, daha güzel bir yeri seçebilirdin" dedi içindeki ses. "Zaten neyi doğru yaptın ki şimdiye kadar?" diye acımasızca devam etti, boğazına düğümlenen nefesini bıraktı.

Birkaç metre uzaktaki bir kadın gözüne çarptı. Kadın otuzlu yaşlardaydı, atkuyruğu yaptığı kumral saçları ve zarif bir yüzü vardı, bordo bir yağmurluk giymişti. Mezardaki rengârenk çiçekleri suluyor, sevgiyle onlara dokunuyor, kurumuş yaprakları temizliyordu. Bazen de sanki karşısında birisi varmış gibi konuşuyordu. Kadınla göz göze geldiler. Masum bir gülümsemeyle Murat'a merhaba dedi ve sordu:

"Nur içinde yatsın, neyiniz oluyor?"

Murat ne diyeceğini bilemedi. Bir cevap vermesi gerekiyordu ama utandı birden. Annesi de babası da hayattaydı. Kendi mezarım diyemedi. Dün gece gördüğü rüyanın etkisiyle geldiğini de söyleyemezdi. En sonunda çekingen bir sesle itiraf edercesine, "Burayı kendime aldım..." dedi. "Yerine bakmaya geldim."

Kadın şefkatle gülümseyerek, "Ne güzel düşünce..." dedi. "Ölüme böyle rahat bakabilmeyi ben de isterdim. Gerçi şimdi daha iyiyim. Anneannemi geçen yıl kaybettim. Annem çalışırken beni o büyütmüştü. Öyle çok anım var ki onunla. O beni hiç yalnız bırakmadı çocukken. Şimdi ben de onun yanında olmaya çalışıyorum. Balkonundaki en sevdiği çiçekleri buraya getirip diktim." Kırmızı sardunyaları işaret etti. "Ben de en sevdiğim çiçekleri alıp yanına koydum. Onlara gözüm gibi bakmaya çalışıyorum. Bu çiçekler onunla aramdaki bağ oldu sanki. İkimizin en sevdiği çiçekler burada yan yana..." Murat hiç tanımadığı bu kadının, duygularını açıkça anlatmasına şaşırdı. Kendisi en yakınına bile duygularını açmazdı. Zaten bir duygu belirdiğinde hemen uzaklaşmak için elinden geleni yapardı. Ama şimdi içinde pek alışık olmadığı rahatlatan duygular belirmişti.

"Biraz ilerde çiçekçi var..." dedi kadın. "Ben birkaç menekşe ve servi fidanı almayı düşünüyorum. Siz de bakabilirsiniz. Onların nasıl büyüyüp çiçeklendiklerini görmek insanı mutlu ediyor."

Murat için sıradan olan bu şeyler, kadını mutlu ediyordu. Bütün bunları nasıl ciddiyetle ve sevgiyle yaptığını düşündü. Halbuki kendisini sözde mutlu eden tek şey başarılı olmaktı. Aslında o da her başarılı işin arkasından bir mutluluk yaşıyordu. Ama onu içten içe kemiren ses daha yüksek sesle konuşuyordu: "Ne yaptın ki mutlu oluyorsun? İyi bir yaşamı hak ettiğine gerçekten inanıyor musun?"

"Anneanneniz huzur içinde uyusun" dedi kadına. Kadın teşekkür etti. Murat biraz etrafta yürüdükten sonra çiçekçiye girdi.

Çiçekleri severdi, birçok çiçeğin ismini de bilirdi. Ama bugüne kadar ofise gönderilen çiçekler dışında onlarla bir ilgisi olmamıştı. İçinde kendine karşı şefkatli bir ses yükseldi: "Bugün ofise gitmemekle ne iyi yaptın." Hiç tanımadığı bu ses kalbinin sesiydi. Pembe ve kırmızı sardunya ile iki tane çınar fidanı alıp evinin yolunu tuttu.

Gece yatağına uzandığında, rüyasındaki o küçük çocuğa kırmızı bir spor ayakkabı aldığını ve ona sarıldığını hayal etti. Kalbinde hissettiği o ağırlık yoktu bu gece. Kalp atışlarının yumuşadığını hissetti. Kalbinin aniden duracağı korkusu kaybolmuştu. Derin bir uykuya daldı. Sabah her zamanki saatinde uyandı. Erguvan mevsimi gibi lale mevsimiydi şimdi.

Murat, kendini acımasızca eleştiren içsesine karşı çözülmeyi bir rüyada yaşadı. Bazen bir rüya, bazen bir kayıp, bazen duyduğumuz bir söz bize kalp sesimizi hatırlatabilir. Bu sesi duymak için beklememize gerek yok. Huzurlu ve mutlu bir yaşam için kalp-beyin ilişkisini uyumlu hale getirmeyi öğrenebiliriz.

***

Hepimizin kendimize ve hayata karşı konuşan bir içsesi vardır. "Bilinçaltı" bölümünde bu içsesten daha detaylı bahsedeceğiz. Çoğu zaman bu içsesin farkında olmayız. Bu içses, birçok düşünce ve duygu üretir ki bunların çoğu olumsuz ve eleştireldir. Bu eleştirel sesin altında korkular ve endişeler vardır. Zihnin bu eleştirel sesi, tıpkı buğulanmış bir gözlükle etrafa bakmak gibidir. Ne olduğunu görürüz ancak bu görüntüler berrak değildir. Zihin sürekli tekrar eder. Her şey yolundayken sorun yoktur. Zihin, keyifli ve mutlu zamanlarda sesini fazla duyuramaz. Ancak küçük ya da büyük bir sorunla karşılaştığımızda ya da olumsuz anılar canlandığında zihin, tüm gücüyle saldırır. Tekrarlayan aynı eleştirel cümleler art arda sıralanır. Hızla sizdeki "eksiklikleri" ve "kusurları" saymaya başlar. Anlayış göstermez, hem de anlayışa en çok ihtiyacınız olduğu anlarda.

Kalbimizin sesi ise zihin sesinin tersine şefkatli, kabul edici ve olumludur. Buğuyu ortadan kaldıran şey aslında kalbin sesidir. Bu ses masumdur; korkuyla değil, sevgiyle konuşur. Ancak zihnimizden gelen bu içses o kadar güçlüdür ki kalbimizin sesini bize duyurması çok zordur. Çünkü kalp, sesini beyin gibi sert ve eleştirel yollarla değil, nahif ve ince yollarla duyurur. Kalbin şefkatli ve iyilik getiren sesini duymak için çaba göstermemiz gerekir.

Kalp sesini bazen beklenmedik zamanlarda duyarız. Ancak dikkatimizi yoğunlaştırırsak, gün içindeki olumsuz duygulanımlarda da bu sesi duymaya başlayabiliriz. Zihniniz kadar kalbinizin konuşmasına izin vermek, yaşamınızın dönüşmesi için olumlu etkiler yaratabilir. Fiziksel ve duygusal sağlık için, kalbinizin zarif melodilerine yaşamınızda yer verin.

Kalp Sesinize Yaşamınızda Daha Çok Yer Vermek İçin 10 Kural

1. Yaşamı yürekten kucaklayın. En zor koşullarda bile umut ve iyimserliği elden bırakmayın. Kalbiniz ve beyniniz arasındaki köprüyü yeniden kurun.

2. Düşüncelerinizin farkında olun. Her düşünce beyin ve kalp arasındaki mesaj trafiğini etkiler. Kalbinizin verimli çalışmasında bu mesajların önemi büyüktür. Suçluluk, yetersizlik hisleriyle sizi altüst eden tekrarlayıcı iç diyalogların farkında olun (olumsuz düşünceleri tekrarlamak, onları daha çok sağlamlaştırır). Bir hata yaptığınızda ve aklınız sizi sürekli eleştirdiğinde, şefkate olan ihtiyacınızı hatırlayın.

3. Kendinizi, insanları ve yaşamı sürekli olarak yargılamaktan vazgeçin. İdealleriniz ve gerçekler arasında denge kurmaya çalışın.

4. İnsanların düşünce ve duygularından ilham alın. Her birimizin eşsiz bir kalbe sahip olduğunu unutmayın.

5. Bir krizle karşılaştığınızda, sessizce kalbinize de sorun. Sadece akıl, yeterli çözümü içermez. Duygularınızı göz ardı etmeyin. Duygularda da aşırıya kaçmamaya çalışın. Bunun için, olaylara karşı verdiğiniz duygusal tepkileri ve nedenlerini sorgulayın.

6. Karşılaştığınız insanlara kalbinizden gülümsemeyi öğrenin. Kalbinizde sevgi ve anlayışa daha çok yer verin. Sevdiklerinize kızdığınız zaman, onların da sadece insan olduğunu hatırlayın. Anlayış göstermek, ilişkilerde kapalı kapıları kolayca açan bir anahtar gibidir. Empati yetinizi geliştirmek için insanları daha çok dinleyin. Konuştuğunuz kişilerin duygularını anlamaya çalışın.

7. Unutmayın, sizin için her an atan kalbiniz hiç vazgeçmiyor ve pes etmiyor. İyimser bir gelecek hayal edin. Olumsuzluklara boyun eğmeyin.

8. İş-yaşam dengesine dikkat edin. Bu dengeyi sağlamak için olumlu duygular uyandıran doğadan ve sanattan ilham alın.

9. Her gün kendinize ve kalbinize zaman ayırın. Kalbinizin ihtiyacı olan rahatlık ve sakinliktir. Meditasyonu günlük yaşamınızın bir parçası haline getirin. Meditasyon ve farkındalık sayesinde kalbinizin sesini, yaşamınızda bir rehber olarak kullanmaya başlayabilirsiniz. Son yıllarda oldukça gündemde olan ve bilimsel etkinliği kanıtlanmış farkındalık meditasyonu oldukça yararlıdır.

10. Kalp-beyin uyumunu artırmak ve kalp zekânıza erişmek için harekete geçin. Kalbin sevgi, şefkat ve şükran gücünü yaşamınıza dahil edin. Göğüskafesinizin içindeki bu eşsiz hediye, yaşamınızı iyileştirmek için sesini duymanızı bekliyor.

2. BÖLÜM

KALP VE BİLİNÇALTI

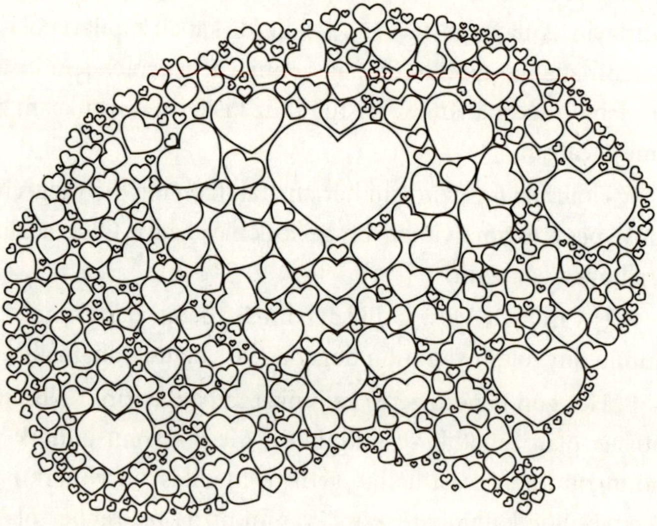

"Kalp bir bahçe gibidir. Mutlaka bir şeyler bitecektir. O halde güzel şeyler ekin ki güzel şeyler bitsin."

– Mevlana Celaleddin-i Rumi

"56 Gün Sonra: Söz Kılıçtan Keskindir"

Kanuni Sultan Süleyman 6 Eylül'de, Zigetvar'da yaşamını yitirmeden aylar önce, Manisa'da bir çocuk doğdu. Bu çocuk, ileride 13. Osmanlı Padişahı olacak olan III. Mehmet'ti. Manisa'dan İstanbul'a gelip, tahta çıkar çıkmaz 19 kardeşini öldürten III. Mehmet, tüm yaşamını bunun acısıyla geçirdi.

Bir gün, türbe ziyaretleri yapmak için Topkapı Sarayı'ndan çıktı. Tarih 27 Ekim 1603'tü. Saraya dönerken düşünceli ve üzgündü. Birden bir ses duydu. Bir adam arkasından bağırıyordu. Geri döndü. Bağıran bir dervişti. Ne dediğini anlamak için dervişe doğru yürüdü. Derviş, "Elli altı gün sonra büyük bir olay olacak, bundan kurtulamazsın. Günlerini durmadan say, ecel pek yakın" dedi. III. Mehmet şaşırmıştı. Derviş ekledi: "Gafil olma padişahım."

III. Mehmet dervişe öfkelendi. Maiyeti araya girdi ve hemen dervişi oradan uzaklaştırdılar. Mehmet, adamın söylediklerini önemsemedi. Saraya döndüler. Gece yastığa başını koyduğunda tam uykuya dalacakken dervişin söyledikleri aklına geldi:

"Günlerini durmadan say, ecel pek yakın."

Kendi sesi devreye girdi. "Dervişin söylediği şey gerçek olabilir mi?" diye düşünmeye başladı. "Gerçekten de ölecek miyim?"

Bu olay III. Mehmet'i derinden etkilemişti. Saraydaki günlük işler zaman zaman dikkatini dağıtsa da o ses sürekli zihnindeydi. Her günü sayarak geçirdi. Gözlerinin önünden sahneler aynı sırayla geçiyordu: Saraya ilk geldiği gece ve devamında yaşananlar. Giderek kendinden vazgeçti. Son günlerinde yemeden içmeden kesildi. Odasından çıkmaz oldu, en önemli devlet işlerini bile vezirine devretti. 18 Aralık'ta padişahın hastalığı iyice arttı. Elli altı gün sonra dervişin sözleri gerçekleşti. III. Mehmet, 22 Aralık 1603 tarihinde vefat etti. Öldüğünde otuz yedi yaşındaydı. Padişahın ölüm nedeni, kalp kriziydi.

Karanlık Depo: Bilinçaltı

Yirminci yüzyılın en önemli keşiflerinden birisi de bilinçaltıdır. Bu kavramın mimarı Sigmund Freud, üç zihinden bahsetmişti: Bilinçaltı, bilinç öncesi ve bilinç. Bu üç zihin birlikte çalışır ve hareket eder.

Bilinçaltının düşüncelerimiz, yaşamımız ve vücudumuz üzerinde olağanüstü bir etkisi vardır. Bizi hem olumlu hem de olumsuz yönde etkilerler. Her gün zihnimizden 80.000 düşüncenin geçtiği varsayılıyor. Elbette ki hepsinin farkında değiliz. Bunların sadece küçük bir kısmı bilinçli zihnimizdedir. Bu düşüncelerin büyük bir kısmı olumsuzdur. Bilinçaltımız da tıpkı kalbimizin otomatik olarak çalışması gibi kendiliğinden çalışır. Adeta arka planda sessizce çalışan bir yazılım programı gibi...

İnsan bedeni doğduğu andan itibaren kayıt tutar. Hatta bu kayıt, anne karnında başlar. Dünyaya gelmeye hazırlanan beş aylık bebeğin kalbinin önemli bir kısmı oluşmuştur. Annenin sesini duyar ve en önemlisi duygularını hisseder. Kendisine sevgiyle dokunuşunu bile fark eder. Dünyaya geldikten sonra da duyduğu, gördüğü, kokladığı, hissettiği her şeyi kaydeder. Beş duyuyla alınan bu kayıtlar devasa boyutta duygusal ve fiziksel bir veritabanı oluşturur. Bu veritabanının sadece yüzde 5'i bilinçli zihnimizdir. Geri kalan yüzde 95'i ise bilinçaltı zihnimizdir. Yani verilerin yüzde 95'lik kısmı, bu karanlık depoda beklemektedir. Bilinçli zihin düşünür, yargılar ve eleştirir. Yaşamla ilgili her şey için bir neden bulur. Bu bir açıdan iyidir: Hareketlerimiz için nedenler ve açıklamalar sunar. Çözüm üretmeye ve bizi rahatlatmaya çalışır. Ancak her zaman doğru yönlendirmeler yapamaz. Zihnimizin güçlü olan kısmı bilinçaltıdır. Bilinçaltı zihin, hisseden zihindir. Bilinçli zihin, sadece şimdinin farkındayken bilinçaltı zihnimiz, zaman konusunda sınır tanımaz.

Tüm anıları hatırlar; gelecekle ilgili hayallerin ya da korkuların farkındadır. Bilimsel çalışmalara göre bilinçaltı zihin, bilinçli zihinden 10.000 kat daha hızlı çalışmaktadır. Yani güç, bilinçaltındadır. Tüm inançlar, korkular, umutlar, geçmişe ve geleceğe dair her şey oradadır. Şimdi bu gizemli bilinçaltının nasıl çalıştığına; yaşamımızı, bedenimizi ve kalbimizi nasıl etkilediğine bakalım.

Psikolojik Ölüm Tarihi

"Babamın Öldüğü Yaştayım"

Cemil genç yaşta kalp krizinden öleceğini düşünüyordu. Bu konuda çok net bir inancı vardı: "Genetik olarak babamın en tehlikeli oğluyum. Çünkü ben üçüncü çocuğum. Üçüncü çocuk, anne ve babadan tüm hastalıkları devralır." Bu inanç, iki nesil öncesine dayanıyordu. Dedesi ailedeki üçüncü çocuktu ve kalp hastasıydı. Babası da ailenin üçüncü çocuğuydu ve o da kalp hastasıydı. Dedesi 43 yaşında, babası ise 42 yaşında ani bir kalp krizi sonucu yaşamlarını yitirmişti. Cemil için bu inanç, beklediği tarihten çok daha önce gerçekleşti. Kalp krizini 38 yaşındayken geçirdi. Bu kriz, tüm yaşamını bir anda altüst etti.

Kendisine ve zaman zaman da yakınlarına hep söylediği bir söz vardı: "Bu başıma gelecek, biliyorum. Tamam, ölüm gelsin, ama kalp krizinden ölürsem hazırlıksız giderim. Kanser gibi bir hastalık olsa, bana hazırlanmam için bir zaman verir." Kalp krizi geçirmiş, ama dedesi ve babası gibi ölmemişti. Hayattaydı. Ama ağrılar, kaygılar, öfke patlamaları ve çaresizlik duyguları içinde kıvranıyordu. Bütün bu belirtiler panik ataklara dönüştü.

"Öfke, Depresyon, Kaygı ve Kalp" bölümünde Cemil'in panik ataklarla devam eden hikâyesine yeniden döneceğiz. Ebeveynlerini genç yaşta kaybeden bazı kişilerin zihinlerinde, sabitlenmiş bir senaryo vardır: Ebeveynleriyle aynı yaşta ölmek. Bu, genellikle ebeveynlerini ani bir kalp krizi sonucu kaybeden kişilerin senaryosudur. Özellikle, babası 40'lı yaşlarda ölen bazı yetişkin erkekler için bu inanç oldukça güçlüdür. 40'lara yaklaştıkça zamanın daraldığı düşüncesi zihinlerini ele geçirir. Geri sayım hızla devam etmektedir. Bu senaryo, onların tüm yaşamları ve en önemlisi de kalpleri için farkında olmadan taşıdıkları ağır bir yüktür. Bir sonraki bölümde de göreceğimiz gibi kaygı, kalbin ritmini bozmaktadır. Bunu yönetemeyenler için acı senaryonun gerçekleşmesi her zaman mümkündür. Hiç düşündünüz mü, sizin psikolojik ölüm tarihiniz nedir?

Sağlıkla ilgili inancımız, yaşam süremizi gerçekten etkiliyor. Amerika'da yapılmış çok ilginç bir çalışma var. Araştırmacılar 1969'dan 1990'a kadar, Amerika'da yaşayan 30 bin Çinli ve 400 bin Amerikalının ölüm tarihlerini incelemişler. Bu büyük çaplı çalışma, bir insanın inançlarının ömrünü kısaltabileceğine dair kanıtlar sunmuştur.

Çinliler, Çin astrolojisine inanmaktadır. Çin astrolojisi her yıl, aşktan kariyere, maddi konulardan sağlığa kadar uzanan konularda kehanette bulunur. Çin astrolojisinde beş element vardır ve bunlar insan vücudundaki organlarla ilişkilidir: ağaç, ateş, toprak, metal ve su. İnanca göre bu beş element arasında bir dengesizlik olursa sağlık sorunları tetiklenmektedir. Örneğin ateş elementi, dolaşım ve kalp damar sistemiyle ilgilidir. Ayrıca hangi yılda doğduğunuz, hangi hastalıklara yakalanacağınız konusunda bir öngörüde bulunmaktadır. Örneğin, bir ateş yılında doğduysanız (2017 yılı gibi), kalp hastalığından ölme riskiniz, ateş yılında doğmayan birine göre daha yüksektir. Çin astrolojisine göre bir kişinin kaderindeki en önemli faktör, onun doğum yılıdır. Sağlık konusundaki kehanetlerde ise, kişinin doğum tarihine yani burcuna göre, hangi hastalığa yakalanacağına dair inançlar vardır. Örneğin: "2019 yılında ejderha burçları için enfeksiyon riski yüksektir, yılan burçları ise kalp sorunları yaşayabilir."

Bunlara inanmak gerçekten bir etki yaratır mı? Evet, sağlığınıza ve kaderinize ilişkin inancınız, yaşamınızı uzatabileceği gibi kısaltabilir de. Bu çalışmada ortaya çıkan sonuç şudur: Çinli astrologların doğum yılı ve hastalık öngörüsüne inanan Çinliler, Amerikalılarla karşılaştırıldığında 1,3 ile 4,9 yıl arasında değişen sürelerde daha erken ölmüştür.

Gelecekle ilgili yaşamımız ve sağlığımıza ilişkin inançlarımız, olumlu ya da olumsuz bir beklenti yaratır. Olumsuz beklenti ve inançlar, sağlıklı bir yaşlılık sürecinin önüne duvar örer. Yale Üniversitesi'nde 2015'te yapılan bir çalışma, yaşlanma konusundaki olumsuz inançların, beyni etkileyerek Alzheimer hastalığına neden olabildiğini göstermiştir. Çalışmada, yaşlanma ile ilgili olumsuz inançları olan kişilerin MR bulgularına bakılmış. Bu kişilerin beyninde, hafızanın önemli bir parçası olan hipokampüsün hacminde önemli bir küçülme olduğu görülmüş. Bu düşüş, Alzheimer hastalığının bir göstergesidir. Çalışmayı yürüten Becca Levy'ye göre, bu bulgu bir açıdan umut ve cesaret vericidir. Çünkü eğer olumsuz inançları olumlu inançlarla değiştirmeyi başarabilirsek, beyin sağlığımızı koruyabilir ve daha keyifli bir yaşlılık süreci geçirebiliriz.

Aynı hastalıktan mustarip iki kişinin hastalığının seyri, birbirinden farklı olabilmektedir. Biyolojimiz, düşüncelerimiz ve duygularımız iç içe geçmiştir. Dolayısıyla, olumlu ya da olumsuz güçlü bir inanç, hastalık ve sağlık konularında farklılık yaratabilir.

Psikiyatr David Spiegel'e göre bu tür inançlar, sağlık ve hastalık üzerinde en az aile genetiğimiz kadar etkili olabilmektedir.

Etrafımızı Saran Camdan Duvarlar: Çekirdek İnançlarımız

Hindistan'da fil eğitmenleri ilginç bir yöntem kullanır. Daha çok küçükken filin bacaklarından birine sağlam bir zincirin ucu bağlanır. Diğer ucu da güçlü bir şekilde yere sabitlenmiş kazığa bağlanır. Fil ancak bu zincirin izin verdiği ölçüde hareket edebilir. Yani özgürce hareket edebildiği alan çok sınırlıdır. Fil zamanla bu alanı benimser. Yıllar geçtikçe sağlam ve kalın olan zincir, daha ince zincirlerle değiştirilir. Fil büyümüştür, isterse o çemberin dışına çıkabilir. Ama fil yine de bu dairenin içinde kalmaya ve kendisine çizilen sınırı kabul etmeye devam eder.

Bilinçaltımız da tıpkı filin zihni gibi hareket eder. Sizin için çizilen ama görünmeyen bir çember vardır ve bilinçaltınız çemberin ötesini görmenize izin vermez. Olumsuz inançlarla öyle doludur ki siz farkında olmadan tüm yaşamınızı kontrol eder.

Yaşamımızı şekillendiren en önemli zaman dilimi çocukluk dönemimizdir. Yaşama dair inançlarımız bu dönemde oluşmaya başlar. Çocukluğumuzda bize neler söylendi ve neler hissettirildi? Biriken sayısız anı, yani geçmişteki tüm deneyimler, hayata ve kendimize karşı inançlarımızın temelini oluşturur. Anne babamızı izler ve onları kendimize model almaya başlarız. Gözlem ve deneyim yoluyla öğrendiğimiz tüm bilgiler, bu inançların inşa edilmesi için yapıtaşlarıdır. Bu inançların bir kısmının farkındayızdır ama büyük bir kısmı karanlık depodadır.

Bir hedef koyarken, âşık olduğunuzda, bir krizle yüz yüze geldiğinizde, arkadaki yazılım çalışmaya başlar. Örneğin, bir hedefiniz için "Başarabilirim, hedefime ulaşabilirim" diyebilirsiniz ama eğer annenizden sık sık "Hiçbir şeyi beceremezsin!" telkinleri aldıysanız, program en küçük engelleri bile önünüze duvar gibi diker.

Kalbinizi ve vücudunuzu korumak için bilinçli zihninizle sigarayı bırakma kararı alabilirsiniz. Ama bilinçaltında, erken yaşta ölme korkunuz varsa, ne yaparsanız yapın bunu engelleyemeyeceğinize inanırsınız. Dolayısıyla sigara kullanmak ve kullanmamak arasında bir fark görmez ve sigaraya yeniden başlarsınız. Kilo vermek ve daha sağlıklı olmak istersiniz. İradeniz güçlüdür, motivasyonunuz tamdır. Ama bir yerde anlam veremediğiniz bir engel çıkar ve başa dönersiniz. İşte, o engel bilinçaltındadır.

Peki bu inançlar, bilinçaltımıza nasıl yerleşir? Örneğin, babasının cep telefonunu yanlışlıkla elinden düşüren ve ekranın parçalanmasına neden olan 5 yaşındaki bir çocuğu düşünün. Çocuk, babasının ve annesinin yüzüne bakar. Nasıl tepki vereceklerini merak ediyordur. Tepkiler kızma, bağırma, tehdit etme ya da surat asma şeklinde olabilir. Sevgisinden şüphe duymadığı babası, bir anda ona öfkeyle bağırmaya başlar. Çocuk o an fark etmese bile, yetişkin yaşamında hata yaptığı zaman şu düşünceden kurtulamaz: "Hata yaptım, ben yeterince iyi değilim." Hatta bazı durumlarda yapmadığı hatayı bile üzerine alır. Birisiyle tartışır, haksız olmasa bile kendini haksız görür, hem de hiç zorlanmadan... Bir tarafı haklı olduğunu bilir ama yüzde 95'lik kısım ezici bir üstünlükle savaşı kazanır. Ancak ebeveyn tepkilerine cevaben olumlu inanç da geliştirebilir. Babası, kırılan ekran için "Sorun değil ama bir dahaki sefere daha dikkatli ol" dediği zaman, çocuğa eşlik eden düşünce farklı olur: Hata yaptım ama sorun değil. Bundan sonra daha dikkatli olacağım.

Çekirdek inançlar, bizi cam sınırların içine hapseder. Camın ötesinde yaşam tüm cazibesiyle bekler. Ama bu inançlar olumsuz düşünce ve duygularla öyle doludur ki çoğu insanın potansiyellerinin altında yaşamasına neden olur. Yaşamımızda iyi bir iş, mutlu ilişkiler, daha fazla para kazanmak, atletik bir vücuda sahip olmak, daha az kaygılı ya da öfkeli olmak gibi hedeflerimiz olduğunda, bir yerde takılıp kalabiliriz. Çekirdek inançlarınızın neler olduğunu keşfederek, onları değiştirebilirsiniz. Bu keşif, bilinçaltı dediğimiz bu karanlık depoya bir fenerle dalıp aydınlatmayı gerektirir.

En yaygın olumsuz çekirdek inançlardan bazıları şunlardır:

"Değersizim."
"Yeterince iyi değilim."
"Sevilmeye layık değilim."
"İyi şeyleri hak etmiyorum."
"Çok kötü bir şey olacak."
"Herkes beni eleştirecek."
"Bunu yapamam."
"Çok yaşlıyım."
"Yanlış yerde doğmuşum."
"Bu hastalıkla mücadele edemem."
"X yaşa gelince hastalıklar başlar."
"Şansımı kaçırdım."

Olumsuz çekirdek inançlarımızın kökenini keşfetmek için ipuçlarına ihtiyacımız var. Aşağıdaki sorular ile ipuçlarını yakalamaya çalışalım. Şimdi, birkaç dakika ayırarak kendinize şu soruları sorun:

"Bu düşünce ve inanca, eşlik eden anıları hatırlıyor muyum?"

"Bu düşünce ve hislerimle bağlantılı olan birisi var mı?"

"Bu kişi beni etiketleyen ya da tanımlayan belirli kelime ve ifadeler kullandı mı?"

"Kendimi hangi kelimeler ve etiketlerle tanımlıyorum?"

"Kendi kendime yaptığım eleştiriler, bu kişinin/kişilerin kullandığı kelime ve ifadelerle benzer mi?"

"Kendime karşı neden şefkatli değilim?"

Beynimizi Kemiren Kurtçuklar: Heterotelkinler

Heterotelkin, başkalarından gelen telkindir. Çocukluğumuzdan itibaren olumsuz telkin, çok aşina olduğumuz bir durumdur. Bu telkinler başlangıçta ebeveynlerimizden gelirken, zamanla okul, arkadaşlar ve farklı kişilerden de gelmeye başlar. Aslında yaşam boyu olumsuz telkinlere maruz kaldığımızı söyleyebiliriz. Bir çocuk kendisine yapılan olumsuz telkinleri kaydeder, ama bunlarla başa çıkamaz. Çünkü bunlara nasıl karşı koyacağını bilemez. Yetişkin olarak da neyi yapıp neyi yapamayacağımıza, hedefimize ulaşıp ulaşamayacağımıza dair birçok telkine maruz kalırız. Bunları genelde zamanla unuturuz. Ama bu telkinler, inançlara dönüşür ve karanlık depoda bekler. Biz farkında olmadan cesaretimizi ve hevesimizi kırar, korku ve kuşku yaratırlar.

Yaşama bağlılığı ve neşesiyle tanınan Sevil'de kalp yetersizliği belirtileri başlamıştı. Bu, onun için beklenmedik bir durumdu. Bunun üzüntüsünü yaşarken yakın akrabalarından birisi ona şunu söylemişti: Yüzüne hastalık oturmuş. Sevil Hanım, bir süre bu cümlenin etkisinden kurtulamadı. Hastalığa teslim oldu ve pasif davranmaya başladı. Sonra kendi yaşam enerjisini hatırladı. "Yüzüne oturan bu hastalık" için neler yapabileceğine odaklandı. Tedavisine inandı, ama en çok da kalbinin gücüne inandı. Kendisine ve kalbine yaptığı olumlu telkinleri dinledi. Kısa sürede eski enerjisine ve yaşamına geri döndü.

Bu tür olumsuz telkinler, birçok insanın umutlarını yıkmaya ve kendileri hakkında yetersiz düşünmelerine neden oluyor. Yaşamın birçok alanında, bunlara karşı tetikte olmamız gerekir.

İşte bazı olumsuz heterotelkin örnekleri:
"Yapamazsın!"
"Asla başarılı olamazsın!"
"Senin kapasiten düşük."
"Aptalsın!"
"Keşke hiç doğmasaydın!"
"Hiç şansın yok!"
"Aşk diye bir şey yok!"
"Evlilik insanı mutsuz eder!"
"Dünya kötüye gidiyor!"
"Çok yaşlandın!"
"Yaşlılık hastalık demektir!"
"Bu hastalıktan kurtulmak zor!"
"Kimseye güven olmaz!"
"Yaşın geçti artık emekli ol, kenara çekil!"

Tüm bu heterotelkinler daha önemli bir duruma neden olur: En önemli ilişkimizin yani kendimizle ilişkimizin nasıl gelişeceğini belirler.

Benimle İlgili Yanlış Olan Bir Şey Var!

Kendimizle ilişkimiz nasıl gelişir? Çocukluğunuza baktığınızda, kendinizle ilgili aldığınız mesajları hızlıca hatırlayabilirsiniz. Anne babanızın size nasıl davrandığını düşünün. Okul yıllarınızı hatırlayın. Deneyimler sonucu oluşan inançlarımız; kendimizi, diğerlerini ve etrafımızdaki dünyayı nasıl algıladığımızı belirler. Bunların bazıları dostumuz olur, bazıları düşmanımız. Bazıları bize olumlu yönde hizmet eder, bazıları ise engel olur.

Çoğu kişi için olumsuz inançlar aynı cümleye kilitlenir: "Benimle ilgili yanlış olan bir şey var."

Yani heterotelkinler, inançlara dönüşerek kendimizle olan ilişkimizi derinden zedeler. Kendimizle kurduğumuz bu olumsuz ilişki ise beden sağlığımızı ve kalp sağlığımızı etkiler.

Olumsuz inançlar, özsaygımızı ve özgüvenimizi düşürür. Bu iki kavram benzer görünse de farklıdır. Özsaygı kendinizle ilgili nasıl hissettiğinizi yansıtır. Kendi kişisel değerinizi bilme ve anlama anlamına gelir. Eğer yüksek bir özsaygıya sahipseniz, kendinizi seviyor ve değer veriyorsunuz demektir. Eğer büyürken sürekli, "Yeterince iyi değilsin, yeterince zeki değilsin, yeterince sevilebilir değilsin!" gibi mesajlar aldıysanız, zamanla bunlara inanmaya başlarsınız.

Yetişkin yaşamda da birçok şey özsaygınıza zarar verebilir. Örneğin uzun süreli sağlıksız bir ilişki ya da zorlayıcı bir patron da özsaygınızı düşürebilir.

Özgüven ise daha çok kendi kapasitemiz ve yeteneklerimiz hakkında nasıl hissettiğimizle ilgilidir. Özgüvenimiz bazı konularda yüksek bazı konularda düşük olabilir. Yani durumdan duruma farklılık gösterebilir. Ama hayatımızın her safhasında rol oynar. Bir hedefe ulaşmanıza, bir hastalıkla başa çıkmanıza, karşılaştığınız engellerin üstesinden gelmenize ve mutlu olmanıza yardım eder. Kendinizi sevmeniz, saygı duymanız ve kim olduğunuzla gurur duymanız önemlidir. Peki, tüm bunların kalp sağlığımız için bir anlamı var mı?

Evet, var; kendimizle ilgili iyi hissetmek elbette ki kalbimiz için de önemli. Bir çalışmaya göre kendimiz, yaşamımız ve başarılarımız hakkında iyi hissetmek, kalp krizi riskini yüzde 13 oranında azaltıyor. Bu oran, günümüzde kalp sağlığı için kullanılan birçok ilacın etkinliğine yakındır. Ayrıca çalışmalar, bir kalp hastalığı sonrasında kişinin özsaygısının düştüğünü gösteriyor. Kalp damarlarında sorun olan kişilerin benlik saygısı ve özgüvenleri düşüyor, stresle başa çıkmada zorlanıyorlar. Hastalıktan önceki zamana göre kendilerini, başkalarına daha fazla bağımlıymış gibi hissediyorlar. Bu durum, sağlıklı olmak ve hastalıklı olmak kavramlarına toplumun olumsuz bakışını yansıtıyor. "Kalbinizde bir sorun varsa, geri çekilip sadece hayatı izleyin." Ancak kalplerinde ciddi sorunlar olmasına rağmen, uzun yıllar kaliteli ve aktif yaşayan kişiler var. Bu kişilerin farkı olumsuz telkinlerin etkisinden kurtulup kendilerine inanmaları ve olumlu telkin yapmalarıdır.

Mutlu, dengeli ve sağlıklı bir yaşam için hem özsaygıya hem de özgüvene sahip olmamız gerekir. Kendiniz ve özsaygınız hakkında bir süre düşünün. Zamanda geriye gidin, önemli çocukluk anılarınıza yeniden bakın. Ardından özsaygı ve özgüvenle ilgili şu soruları yanıtlayın:

"Özsaygınızı ve özgüveninizi azaltan ya da artıran neleri hatırlıyorsunuz?"

"Özsaygınızın ve özgüveninizin düştüğü bir anı bulmaya çalışın. Ne olmuştu? Size ne söylenmişti?"

Önümüze Kurduğumuz Barikatlar: Hasta Olacağım!

Birçok kişi şimdi ve gelecekteki sağlığıyla ilgili olumsuz inançlara sahip ve bunları aşağıdaki türden cümlelerle dile getiriyor:

"Kendimle ilgili iyi hissetmek, sağlıklı ve enerjik olmak istiyorum. Elimden geleni yapıyorum, ama istediğim gibi olmuyor. Kilo vermek ve sigarayı bırakmak istiyorum. Harekete geçiyorum ama devamı gelmiyor. Tam biraz iyi hissedecek gibi oluyorum, ama kısa süre sonra duygusal ve fiziksel olarak kötü hissetmeye başlıyorum. Her yıl vücudumun geriye gittiğini ve yaşlandığımı hissediyorum. Yaşlılığım da ağrılarla ve hastalıklarla geçecek."

İnançlarımız, sağlığımızı ve iyilik hissimizi de etkiler. Hatta geleceğe kadar uzanıp, ilerde sağlığımızın nasıl olacağını da belirler. Bilinçli zihniniz iyilik haliniz için ne kadar uğraşırsa uğraşsın, kontrol bilinçaltında kalmaya devam eder. Yani sağlıkla ilgili tüm istekleriniz ve hedefleriniz yarı yolda pes eder.

Peki, sağlıkla ilgili bu inançlar pratikte nasıl çalışır?

Diyelim ki 5 yaşında ateşli bir hastalık geçirdiniz. Anne ve babanız, tüm gücüyle sizi iyileştirmek için ellerinden geleni yaptı. İyileştiniz de... Ama onların akrabalarınız ve komşularınızla şu konuşmalarına tanık oldunuz: "Onun vücudu çok zayıf ve dayanıksız." Bu söz, hafızanıza ister istemez kazınır. İşte gerçek hayattan bir örnek:

"Afrikalı Çocuklara Benziyordu"

Sezgin, yatağında serumlarla yatarken kalp doktoru geldi ve ona sorular sormaya başladı. Annesi, Sezgin'in konuşmasına izin vermeden neler olduğunu anlatmaya başladı. Evde aniden fenalaşmıştı. Sonra ambulansla evlerine en yakın hastaneye gitmişler, oradan da ambulansla buraya gönderilmişlerdi. Annesi ona çok iyi bakmıştı, neden böyle olduğunu anlamamıştı. Sonra ekledi:

"Bu çok zayıftı. Afrikalı çocuklara benziyordu. Ona çok iyi baktım. Beslenmesine çok dikkat ettim. Vitaminler ve şuruplar verdim. Kilo aldı ve iyileşti. Onu sağlıklı hale ben getirdim. Büyüdüğünde ona evlatlık olduğunu açıkladım. 'Oğlum...' dedim. 'Annenle baban ölmüştü. Ben seni yanıma almasam sen de ölecektin. Benim sayemde kurtuldun.' Şimdi oğlum yine hasta. Kalbi zayıfladı. 120 kilo oldu."

Sezgin, tüm bunları sessiz ama yüzünde bir minnet ifadesiyle dinliyordu. Babasını ve annesini 3 yaşında bir trafik kazasında kaybetmişti. Çocuk sahibi olmak isteyen, ama tüm çabalarına rağmen hamile kalamayan bu kadın akrabası onu evlat edindi. O kadın Sezgin'e bakmış, büyütmüş ve annesi olmuştu. Ama tüm bu olanları her yerde anlatıyor, "Ben iyi bir anneyim, ona çok iyi baktım" diyordu. Sezgin erken yaşta vücudunun dayanıksız ve ölüm sınırında olduğuna dair bir inancı benimsemişti. Herhangi bir hastalıkla karşılaştığında, "zayıf ve sağlıksız" olduğuna dair bu inanç karşısına dikiliyordu. Kendi için hayata tutunmayı tutkuyla istese de bilinçaltında hastalıklı, zayıf vücutlu ve her an ölme inancı onu engelliyordu. Bu inanç, onun kendi bedenine yaptığı eziyete devam etmesine neden oluyordu. Ne de olsa ölecekti. Kalp ilaçlarını kullanmıyordu. Alkol ve sigara kullanmaya devam ediyordu. Sezgin 26 yaşındaydı ve 3 yaşında olduğu gibi yine ölümün eşiğindeydi.

Ertesi gün vücudundaki ödem azalmıştı. Doktor sabah gelip nasıl olduğunu sordu. Sezgin dalgındı, "Daha iyiyim" dedi. Doktor, moral durumunun iyileşmesi için önemli olduğunu ve bir psikologla görüşmesinin iyi olacağını söyledi. "Olur" dedi sakince. Zaten hep nahif ve uyumluydu. Psikologla ilk görüşmesinde tüm yaşamını, bugüne nasıl zorluklarla geldiğini anlattı. Bu inançları ve sağlığını bozan davranışları üzerinde konuşurken şok edici bir gerçeğin farkına vardı. Kendisine karşı derinden gelen değersizlik düşüncelerine sahip olduğunu anladı. Anne babası ölmüştü ve onu terk etmişti. Kendisini evlat edinen annesinin ona sürekli acımasından rahatsızlık duymaya başladı. Annesinin kendisi hakkındaki "zayıf ve sağlıksız olduğu" inancını sorgulamadan devralmıştı. Devraldığı diğer bir şey de iyileşmek için seçtiği yöntemdi: Ne zaman kendini yorgun ve bitkin hissetse, hemen buzdolabını açıp ne varsa yemek istiyordu. Yıllar içinde bedeni kilo almış, ama hayatta kalacağına olan inancı hep zayıf kalmıştı.

Sezgin, 3 yaşındaki oğlunu düşündü. Ona karşı nasıl da hassastı. Onun hep iyi, güçlü ve harika olduğunu söylüyordu. Ama şimdi, bu olumlu cümleleri artık kendisine de söylemesi gerektiğini anladı. Hastaneden taburcu olduktan sonra, evdeki ilk günlerini derin düşüncelerle geçirdi. Esas konu neydi? Evet, kalbi hastaydı. Ama o yine de elinden geleni yapmalı ve yaşamalıydı. Çünkü yaşamak istiyordu ve bunun için ne yapması gerektiğini artık biliyordu. Kararını vermişti: Bedenine ve kalbine hak ettiği özeni ve şefkati gösterecekti. İlk işi, komodinin üzerindeki sigara paketini çöpe atmak oldu. Annesine seslendi. İlaçlarının yerini sordu. Mutfaktan bir bardak su alıp ilaçlarını içti. Oğlunu alıp sahile gitmeye karar verdi. İçinde uyanmaya başlayan huzuru ve yaşama coşkusunu hissetti. Dünyaya gelmiş her canlı gibi onun da bu dünyada bir yeri vardı. Elinden gelenin en iyisini yapmaya tüm kalbiyle karar verdi.

Sezgin şimdi kendi sağlığının baş mimarı. Sigara kullanmıyor. Diyetisyene gidiyor ve her hafta verdiği kilolar kalbini daha da rahatlatıyor. Her fırsatta oğluyla sahile inip yürüyor. Arkadaşlarıyla alkol ve sigara ortamlarına girmiyor. Onlardan bir ricası oldu; pazar günleri hep birlikte piknik yapmayı ve açık havada zaman geçirmeyi teklif etti. Arkadaşlarıyla pikniğe gidiyor. Annesi ne zaman ona yemesi için bir tabak getirse artık nazikçe reddediyor.

Küçük yaşlarda benimsediğimiz bu inançları değiştirmek için asla geç değildir. Bazen virüslerle dolu bilgisayarımızı formatlamamız ve güncellememiz gerekir. Güncelleme yapılmayan bilgisayarlarımız ve telefonlarımız gibi, bedenimiz ve zihnimiz de yavaşlar.

Sağlıkla ilgili inançlarınızı keşfetmek, fiziksel ve duygusal iyilik haliniz için atabileceğiniz en önemli adımdır. Şimdi, bu kayıtlı inançları silmek için onlara yakından bakalım.

Sağlıkla ilgili olumsuz inançlar:

- 40'ından sonra beden çökmeye başlar.
- Yaş ilerledikçe organlar bozulmaya başlar, mutlaka kronik bir hastalık olur ve bundan kaçınmanın yolu yoktur.
- Ailenizde kalp hastası varsa, siz de kesin kalp hastası olursunuz.
- Beyin hücreleri yaşlandıkça ölür ve yerine yenisi gelmez.
- Hem yaşlı hem de sağlıklı ve mutlu olmak mümkün değildir.
- Bir kez hasta olan birisi bir daha toparlanmaz.
- Geçmişte yaptığı hatalar, insanı hasta eder.

- Sağlıklı yaşamakla alkol, sigara kullanmak arasında fark yok, herkes ölecek.

Bu inançlardan herhangi birisi size yakın geliyor mu? Sağlığınız söz konusu olduğunda nasıl davranıyorsunuz? Hastalıklara bakış açınız nasıl? Yukarıdaki her bir inanca karşı ne düşündüğünüzü bir kâğıda yazın.

Bazıları için sağlıklı olmak, sadece bir şanstır ve aileden aldığı genlerle ilgilidir. Bu nedenle kendilerine dikkat edip etmemek bir işe yaramaz. Önüne geçilemez bir kader onları beklemektedir. Hastalıkla karşılaşan çoğu insan da koşulsuz şartsız teslim olmakta ve sadece verilen ilaçları alarak pasif bir moda geçmektedir. Ama temel inançları ölüme yaklaşmakta olduklarıdır. Kendilerini gözden çıkarırlar. Ne yazık ki yakınları da "hasta" etiketini onlara yapıştırıp bu pasifliği destekler. Bazıları da hastalığı önemsemeyip ilaçları almaz ve bedenleri üzerindeki yıkıcı davranışlara devam eder. Bedenimiz üzerindeki sorumluluğumuz önemlidir. İyileşmek için, pasif kalmak yerine aktif olmak ve zihnimizi yeniden eğitmemiz gerekir.

Günümüzde "sağlıklı olma" kavramı artık yeniden tanımlanmaya başlandı. Eskiden yüksek tansiyon, şeker hastalığı, kalp hastalığı gibi hastalıklara sahip olmayan kişiler "sağlıklı" olarak tanımlanıyordu. Yani sağlıklı olmak hiçbir hastalığın olmaması anlamına geliyordu. Ancak yeni ve daha insancıl bir yaklaşım var. Bu yaklaşım zihin, beden ve ruh arasındaki bağa ve sağlığın sadece "hasta olmamaktan" daha fazlası olduğuna vurgu yapıyor. Kişinin kronik bir hastalığı olsa bile, yaşamının sorumluluğunu üstleniyor ve çevresiyle etkileşimini sürdürüyorsa bu kişi "sağlıklı" tanımına giriyor.

Fiziksel olarak çok sağlıklısınız ama yaşam doyumunuz düşük, yaptığınız hiçbir şey sizi yeterince mutlu etmiyor.

Ya da tam tersi: Kronik bir hastalığınız var, bu hastalığın yaşamınızı sınırlayan bazı belirtileri var. Ama yine de yaşam doyumunuz yüksek. Çünkü imkânlar elverdiği ölçüde size iyi hissettiren aktivitelerle mutlu olmayı seçiyorsunuz.

Yaklaşık on altı yıldır ağır bir akciğer hastalığı olan Enver için de durum aynen böyleydi. Bir kırtasiyesi vardı ve çalışmaya devam ediyordu. Akciğer sorunuyla ilgili ilaçlarını düzenli kullanıyor ve kontrollerine zamanında geliyordu. Hayatı asla bırakmamıştı. Yakınlarının, "Kırtasiyeyi kapat ve evde dinlen" baskılarına karşı koydu. Dikkatini işlerine vermek, kırtasiyeyi düzenlemek, her gün gelen farklı müşterilerle kısa da olsa sohbet etmek ona iyi geliyordu. Geriye çekilmemiş, hastalık belirtilerini daha çok hissedeceği pasif yaşamı kabul etmemişti. Giderek kendi bedenini daha çok tanımıştı. Olumlu bakış açısı ve günlük yaşamını düzenlemesi, onun kendisini "hasta" değil, "sağlıklı" hissetmesine yardım etmişti.

İnancın Biyolojisi kitabının yazarı biyolog Bruce Lipton, yıllarca yürüttüğü çalışmalarla sağlık, başarı, mutluluk gibi kavramların genler tarafından belirlenmediğini göstermiştir. Lipton'a göre, çekirdek inançlarımızı değiştirerek hücrelerimizin gelişimini ve işleyişini değiştirebiliriz. Yani "genetiğin kurbanları" değiliz. Sağlık ve hastalığın kötü genlerden geldiği düşüncesine meydan okuyup, yeni senaryolar yazabiliriz. Çünkü inançlarımız biyolojimizi değiştirir.

Bu tür çalışmalar inançlarımızın, düşünce tarzımızın vücudumuz üzerindeki etkisini bir kez daha hatırlatıyor. Zihnimizi bu düşüncelerden arındırmak ve olumlu olanlarla değiştirmek, sağlıklı bir kalp-beyin mesajlaşması ve kısa ya da uzun vadeli sağlığımız için kullanabileceğimiz en etkili yöntemdir.

Kalbini Dinle, Ruhunu Formatla

Yukarıda ifade edildiği gibi, çocukluğumuzdan itibaren aldığımız mesajlar kim olduğumuzu, nasıl hissettiğimizi ve nasıl tepki verdiğimizi önemli ölçüde etkiler. Bu mesajlar zihnimizde dönüp duran şeritlere dönüşür. Özellikle zayıf, savunmasız, çaresiz hissettiğimiz durumlarda hep aynı kalıp cümleleri tekrar ederiz. Bunlara iç diyalog diyoruz. Yani içimizdeki bir ses, sürekli can sıkıcı gürültüler çıkararak sistemimizi bozar. Kendinizi aşırı derecede eleştiriyorsanız, yalnız değilsiniz. İçsesinizi değiştirmek, onun ne söylediğini fark etmekle başlar. Bir kez o sese "Dur!" dediğinizde, onun mesajlarını da yavaş yavaş değiştirebilirsiniz.

Şimdi, kendinize içsesinizi gerçekten sevip sevmediğinizi sorun. Sevmiyorsanız, kendinizle mutlu olmanızı engelleyen bu sesle vedalaşabilirsiniz. Yumuşak bir içses yani kalp sesi, kendinize verdiğiniz değeri artırır. Bunun ödülü, size daha mutlu ve kendinizle barışık bir yaşam sunmasıdır. Bu ödülü kazanmaya değer. Yaşamla ilgili daha olumlu düşünmeye ve daha iyi kararlar almaya başlarsınız. Radyo dinlerken beğenmediğiniz kanalı değiştirdiğiniz gibi, içsesinizin frekansını da değiştirebilirsiniz. İçseslerimiz de sadece bir tane değildir. Daha önce hiç bilmediğiniz bir frekans, size tam da istediğiniz melodiyi sunabilir. Tek bir frekansta takılı kalmayın.

Sağlığımız, yaşamımız ve mutluluğumuz için yeni inançları nasıl oluşturabiliriz? Öncelikle değerli olduğunuzu, yapabileceğinizi ve içinizde yeterli kapasite olduğunu bilin. Birçok kişi olumsuz inançlarını keşfedip, kendisiyle barışmanın ödülünü almış durumda. Siz de yapabilirsiniz. Çocukken yeterince sevilmemiş ve değer görmemiş olmak, kendinize aynı şekilde davranmanızı haklı çıkarmaz. Yetişkin insanlar olarak kendinizi sevme sorumluluğunu almanız gerekir. Yani bir nevi kendi kendinizin ebeveyni olup, içinizdeki çocuğa sahip çıkmalısınız.

Beynimizin olumsuz düşünmeye eğilimi var. Öyleyse söylediklerinizin farkında olmalı ve sürekli olarak kendinizi durdurmalısınız. İçsesiniz acımasız bir eleştirmen gibi sürekli konuşur. İyi hissetmeye en çok ihtiyacınız olan zamanda, daha da sertleşir. Kendinizi sevmek ve özsaygınızı artırmak isterseniz, gün boyu size aynı mesajları söyleyen iç eleştirmeninizi değiştirmeniz gerekir. Yoksa sizi acımasızca yerden yere vurmak için hiçbir fırsatı kaçırmaz. Bu olumsuz sesi hedefine ulaşmadan fark etmeli ve durdurmalısınız.

Şimdi birkaç dakika boyunca, zihninizde gün boyu tekrar ettiğiniz cümleleri düşünün. İçsesiniz neler söylüyor? Yıkıcı mı yoksa yapıcı mı konuşuyor? Bir hata yaptığınızda kendinize, "Yine yaptım, çok aptalım!" mı diyorsunuz, yoksa "Hata yaptım, daha dikkatli olacağım" mı diyorsunuz?

Şimdi, bir kâğıdın ortasına çizgi çizin. Çizginin bir tarafına, aleyhinizde çalışan cümleleri yazın. Bunları tanımladıktan sonra, karşıt düşünceleri yani olumlu olanları çizginin diğer tarafına yazın. Son olarak aleyhinizde değil, yanınızda olan içsesinizle birlikte çalışmaya başlayın. Bu düşünceler size inandırıcı gelmese de onları tekrarlamak belirgin bir etki yaratır. İçsesiniz olumsuz düşünceleri savunmaya kalktığında nazikçe susturun ve tekrara devam edin.

İç eleştirmeninizin baskın cümlelerini belirlediniz. Karşıt olan olumlu cümleleri de yazdınız. Bu konuda deneyebileceğiniz çok basit bir teknik var: Bu olumsuz düşünce geldiği zaman, hemen farkına varıp "İptal" ya da "Geçersiz" gibi basit bir kelime söylemek. Ya da olumsuz düşünceyi yumruğunuzla parçaladığınızı hayal edebilirsiniz. Yani eleştirel sesinize "Dur, hiç de öyle değil!" diyerek karşı çıkmalısınız. Bu tekniği sık uyguladığınızda, iç eleştirmeniniz susmak zorunda kalır. Arada sesini duyursa da cılız bir ses olarak kalır ve çok da dikkate almazsınız. Yeni düşünme şekliyle rahatlayan zihniniz, kalbinize de olumlu mesajlar gönderir. Unutmayın frekansı değiştirmek sizin elinizde.

Nosebo Etkisine Karşı Plasebo Etkisi

"İçinizde kendi kendinizi tedavi edecek güce sahip olduğunuzu kavradığınızda, o güce ne zaman ihtiyaç duyarsanız onu kullanabilirsiniz."

– Emile Coue

Emile Coue, 1882'de eczacılık fakültesini bitirip eczacı olarak çalışmaya başlayan bir Fransız'dı. Bir gün eczanesine kronik ağrılarından şikâyet eden birisi geldi. Coue, bu adama bir ilaç verdi ve "Bu Paris'ten yeni gelen çok güçlü bir ilaç. Bunu kullanın, ağrılarınız geçecek" dedi. Aslında ilacın tıbbi bir değeri yoktu. İlacı alan adam birkaç gün sonra eczaneye geldi, yüzünde ışıltılı bir gülümseme vardı. Ağrılarından kurtulmuştu. Coue, bundan sonra hastalara ilaç verirken ilaç kutularının üzerine olumlu cümleler yazmaya başladı. Fark etti ki ilaç kutuları üzerine, "Size iyi gelecek" türünden notlar yazdığı kişiler, not yazmadığı kişilere göre daha çabuk iyileşiyordu. Bu teknik, elbette ki tek başına değil, ilaçlarla birlikte işe yarıyordu. Coue, olumlu telkinin gücünün farkına vardı ve oto-telkin olarak bilinen yöntemi geliştirdi. Kısaca olumlu cümleler ve hayal gücü, bir insanın iyileşmesine yardımcı oluyordu. Coue, şu ünlü telkini her sabah ve her akşam yirmi kez söylemenin önemli etkiler yaratacağını söylemiştir:

"Her gün her yönden iyiye, daha iyiye gidiyorum."

Emile Coue "plasebo" tekniğini kullanmıştır Plasebo Latince "Memnun edeceğim" anlamına gelir. Nosebo ise tam tersidir, "Zarar vereceğim" anlamına gelir. Bu iki kavram, kendi sağlığınıza ilişkin olumlu ya da olumsuz düşünmekle ilgilidir. Örneğin size verilen bir tedavi ya da ilacın etkili olmayacağına inanıyorsanız "nosebo etkisi" devreye girer. Olumlu düşünce ile kendi kendinize umut verebileceğiniz gibi, olumsuz düşünce ile tüm umutlarınızı rafa kaldırabilirsiniz.

Bir doktorun hastasına yaptığı ömür biçme konuşmasını bilirsiniz: "Altı aylık ömrün kaldı." İstatistiklerin dışında kalan örnekler, olumlu düşünce gücünün kanıtlarıdır. Çağla, bu örneklerden sadece birisiydi.

"İstatistiklere Karşı Savaş Açmak"

Çağla; annesi, babası ve amcası ile doktorun gelmesini bekliyordu. Kalbinin iflas ettiğini defalarca duymuştu ama yine de bu doktordan umutluydu. Ameliyathaneden gelen doktor onları odasına aldı, "Geçmiş olsun" dedi. Bilgisayar ekranından sonuçlara baktı ve "Çağla senin kalbin tükenmiş durumda. Muhtemelen bir yıl içinde hayatını kaybedebilirsin, istatistikler bunu söylüyor" dedi.

Çağla'nın gözleri doldu. Zar zor cesaretini toplayabildi. "Belki yeni bir ilaç çıkmıştır diye düşünmüştüm" dedi.

"Hayır..." dedi doktor. "Ben sana istatistikleri söylüyorum. Şimdilik ilaçlarını kullanmaya devam et, belki dediğin gibi ileride yeni bir ilaç çıkar."

Çağla istatistiklerin dışına çıkmıştı. Tam 3 yıl önce söylenen ve zehirli bir ok gibi kalbine saplanan istatistiklere inat hayata asıldı. Kendi içindeki güce inandı. Tüm ailesi ve arkadaşları yanındaydı. Hiç çalışamayacağını düşünürken, bir anda kararını değiştirdi. Özel bir hastaneye iş başvurusu yaptı ve kabul edildi. Çağla yeniden hayata bağlanmıştı. Direnmesine ve istatistikleri bozmasına yardımcı olan bir gelişme daha oldu: Çağla âşık oldu. Kalbi tamamen iyileşmese de yeni tedavi seçenekleri konusunda her zaman umudu var.

Sağlığınız ne durumda olursa olsun, kullandığınız tüm ilaçlara, tedavilere, olumlu düşüncenin gücüne ve iyi olacağınıza dair inancınızı asla kaybetmeyin. Öngörülemez kader konusunda hiçbirimizin bir etkisi olmasa da sağlığımıza katkıda bulunmak, bizim etki alanımızdadır.

Bilinçaltımızla Etkili İletişim Kurma Yöntemleri

İnançlarımızı derinden ve kalıcı bir şekilde değiştirmek için, bilinçaltındaki kalıpları ve işleyiş biçimini düzenlemek gerekir. Her gün sadece 5-10 dakika ayırarak bilinçaltının gücünü nasıl olumlu yönde kullanacağınızı öğrenebilirsiniz. Bilinçaltınıza uğraşması için yeni olumlu inançlar verirseniz, olumsuz kayıtlar silinir. Çünkü bir düşünce bilinçaltına verildiğinde, bilinçaltı bunu başarmak için aktif olarak çalışmaya başlar.

Sonuç almak için, bu teknikleri uygulamaya zaman ayırmanız ve istikrarlı olmanız gerekir. Süreklilik çok önemlidir. Egzersiz yaptığınızda kaslarınız nasıl şekil alırsa, zihinsel kaslarınız için de aynı şey geçerlidir.

Sağlığınızla ilgili temel amacınızı belirledikten sonra, içdünyanızla bağlantı kurmanız ve bununla ilgili engelleri bulmanız gerekiyor. Örneğin; ağrılardan uzak, enerjinizin yüksek olduğu, bedeniniz ve kalbiniz için ideal bir yaşama ulaşmak istiyorsunuz. Bu konuda kendinize şu soruları sorabilirsiniz:

"Sağlıklı olmak ve iyi hissetmekten beni alıkoyan nedir?"
"Hangi bilinçaltı zihin engellerim var?"
"Sağlıksız alışkanlıklarımı bırakmama engel olan nedir?"
"Bu konudaki inançlarım neler?"

Yerleşmiş olumsuz inançlarınızı sorgulayın. Doğru cevapları bulana kadar kendinize sormaya devam edin. Ailenize ve arkadaşlarınıza, sağlıkla ilgili inançları hakkında sorular sorun. Örneğin, onlara göre sağlık ve hastalık ne ifade ediyor? Cevaplar size farklı bakış açılarını gösterecek ve ilham verecek.

Bilinçaltınızı Yeniden Programlayın

1. Korku Yerine Sevgi ve Şefkatle Yaşamayı Seçin

Olumlu inançlar, vücudunuzun ve ruhunuzun gelişmesini sağlar. Yaşam gözlüğünüzde birçok filtre vardır. Koyu renkli filtreler, her şeyi olumsuz görmenize neden olur. Bu hem zihninizi hem vücudunuzu hastalıklara karşı daha dayanıksız kılar. Korku içinde bir yaşam sürmenize neden olur. Işıltılı ve canlı filtreler ise yaşamdaki detayları ve umudu görebilmenizi sağlar.

İlk kural: Gözlüğü değiştirmek. Sevgi ve umut içinde yaşamayı tercih edebilirsiniz. Korkuya teslim olmak ve sevgiye direnmek yerine, kalbimizin rehberliğinde sevginin olağanüstü etkilerini kullanabiliriz. Kendinizle ilgili sevdiğiniz yönleri her zaman hatırlayın. "Kalp ve Beyin Çatışması" bölümünde belirttiğimiz gibi, modern tıp fiziksel verilere odaklandı ve nasıl hissettiğimiz konusu dışlanmaya başlandı. Korku, üzüntü gibi duygular hastalıklara karşı etkisizdir. Sevgi ve şefkat koruyucu ve iyileştiricidir. Beynin olumsuza olan eğilimini alt edip, kalbin olumluya olan inancını besleyin. Korku, sevgiden daha güçlüdür. Kalp sağlığınız için kısa vadeli düşünmek yerine, uzun vadeli düşünün.

2. Senaryoyu Değiştirin

Bizi sınırlayan çekirdek inançlar, yaşamımız hakkında bir senaryoya dönüşür. Senaryo başkaları tarafından yazılmıştır. Bu senaryoyu değiştirmek için kalemi elinize almanız gerekir. Genetik mirasla ve neyi yapabileceğinizle ilgili size dayatılan olumsuz telkinleri keşfettikten sonra, şimdi yeni şeyler yazın. Senaryonun birinci kuralı, gerçekçi bir plan ve yeni malzemeler ile hikâyeyi mutlu sona ulaştırmaktır.

Bir çekirdek inanç seçin. Bu inancın tam tersini yazın. Örneğin:

"Yetersizim!" yerine yeterli olduğunuz ve geliştirebileceğiniz kişilik özelliklerinizi yazın.

"Vücudum ve kalbim savunmasız!" demek yerine, bedenizdeki güçlü özelliklerinizi düşünün.

Şimdi senaryonuzu bu yeni inançlara göre güncelleyin.

3. Duygusal Kalkan Geliştirin

İyilik hepimizin doğasında vardır. Savunma silahlarımızı tanımamız ve doğamızda var olan "iyi yaşama" güdümüzü harekete geçirmemiz gerekiyor. Bize yakın ya da uzak olan çoğu kişi umudumuzu yok eden yorumlar yapabilir. Farkında olmadan bunların bizi etkilemesine izin veririz. Hevesinizi kıran, umudunuzu yok eden bu heterotelkinlere karşı duygusal bir kalkan oluşturmalısınız. Çünkü ciddiye almasak da çocukken olduğu gibi yetişkin olduğumuzda da söylenen sözlere karşı savunmasız olabiliyoruz. Ama bu savunmayı güçlendirmek bizim elimizde. Tıpkı Sedef'in yaptığı gibi.

Sedef bir buçuk yıl kanserle mücadele etmişti. Etrafında ona olumlu destek veren çok az kişi vardı. Herkes ona eninde sonunda ölecek gibi bakıyordu. Yakınları ona bulaşıcı bir hastalığı varmış gibi davrandı ve onu bu zorlu döneminde yalnız bıraktılar. Sedef tüm bu olumsuz telkinleri reddederek kendisini iyileşmeye adadı. Bu süreç devam ederken beklenmedik bir anda geçirdiği kalp krizi bile onu hayattan koparmadı. Kendisine olumsuz ve incitici davranan herkese karşı duygusal bir kalkan geliştirdi. Tedavisi süresince sadece sevgi ve şefkatle destek veren kişilerle görüştü. Sahilde uzun yürüyüşler yaptı, müzik dinledi. Eşine ve oğluna sıkı sıkı sarıldı. O şimdi hayatı dolu dolu yaşamaya devam ediyor. Yeniden iyi hissetmenin ve başardıklarının mutluluğunu yaşıyor ve kendisiyle gurur duyuyor. Bu süreçte öğrendiği en önemli şey ise kendini sevmek oldu.

4. Sonucu Hayal Edin

Yaşamımızı ve düşünce tarzımızı yeniden yapılandırmak için elimizdeki en değerli silahlardan biri de hayal etme/görselleştirme tekniğidir. Fransız psikolog Emile Coue'ya göre: "İrade ve hayal gücü çatışmaya girdiğinde, kazanan her zaman hayal gücü olacaktır." Bilinçaltı yanlış ve doğru arasında ayrım yapmadığından, eski hikâyeleri anlatmayı bırakarak istediğiniz hikâyeleri yazmaya başlayın. Ancak burada önemli bir detay var. Son dönem popüler olan kişisel gelişim kitaplarındaki önerilerden bahsetmiyoruz: Sadece olumlu düşünmek yeterli değil. Bir mimar gibi düşünerek önce hayal edin, tasarlayın ve çiziminizi somut hale getirmek için adımlar atın.

Hayal etmenin olağanüstü etkileri vardır. 1970'li yıllarda bir onkolog ve bir psikolog, kanser tanısı almış kişilerle çalıştı. Çalışmada imajinasyon, yani hayal etme tekniği kullanıldı. Amaçları, hayal etme yoluyla vücudun kanser hücreleriyle savaşmasına yardım etmekti. Kanser tanısı almış her bir hastaya yönergeler verilerek hayallerinde canlandırma yapmaları istendi. Bunu yapan kanser hastaları, belirgin bir şekilde daha iyiye gitti. Yaşam kaliteleri ve süreleri uzadı.

Önce birkaç adımla gevşeme moduna geçin, sonra alfa beyin dalgalarını artıran bir müzik açın (alfa müziği olarak da adlandırılan bu müziğe Youtube gibi kanallardan kolaylıkla ulaşabilirsiniz).

İkinci olarak, derin nefes egzersizleri yapın. Burnunuzdan 3 saniye derin nefes alın. Nefesinizin akciğerlerden aşağıya doğru karnınıza indiğini hissedin. Sonra nefesinizin tekrar akciğerlerinize çıktığını hissedin. Nefes ağzınızdan 3 saniyede çıksın.

Şimdi, aşağıdaki adımları izleyin:

- Bir amaç belirleyin (sigarayı bırakma, sağlıklı beslenme, spora başlama gibi).
- Sonucu hayal edin. Bu sonuca ulaştığınız zaman yaşamınızın nasıl olacağını hayal edin. Nasıl bir görsel hayal

ediyorsunuz? Bunu bir fotoğraf ya da video şeklinde olabildiğince ayrıntılı hayal edin.

- İstediğiniz sonuca ulaşmanın nasıl hissettirdiğine odaklanın. Neredesiniz? Etrafınızda kimler var? Neler var? Hangi renkleri görüyorsunuz? Hangi sesleri duyuyorsunuz?

3. BÖLÜM

ÖFKE, DEPRESYON, KAYGI VE KALP

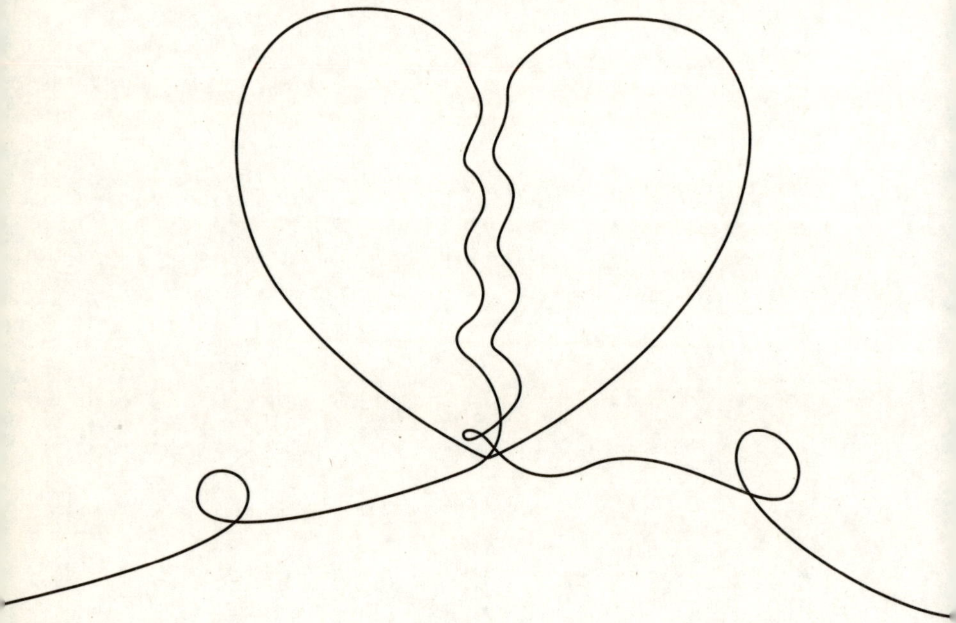

"Olumsuz duygular istenmeyen misafirlere benzer. Kapımızın eşiğinde görünmeleri, kalma hakları olduğu anlamına gelmez."

– Deepak Chopra

"Kalpler Yakınlaştıkça Öfke Azalır"

Öğrencileriyle Ganj Nehri'ni ziyaret eden Hintli bir bilge, birbirlerine öfkeyle bağıran bir aile görmüş. Öğrencilerine sormuş: "İnsanlar birbirlerine neden bağırırlar?"

Bir süre düşünen öğrencilerinden bir tanesi, "Sakinliğimizi kaybettiğiniz için birbirimize bağırırız" demiş.

Bunun üzerine bilge yeniden sormuş: "Ama yanı başımızda oturan kişiye neden bağıralım? Söyleyeceklerimizi yumuşak bir şekilde de söyleyebiliriz."

Öğrencilerin verdiği cevaplardan tatmin olmayan bilge en sonunda açıklamış:

"İki insan birbirine kızdığında, kalpleri çok uzaklaşır. Bu uzak mesafeden birbirlerini duyabilmek için bağırmak zorunda kalırlar. Ama iki kişi birbirini sevdiğinde ne olur? Birbirlerine bağırmazlar, yumuşak bir şekilde konuşurlar. Çünkü kalpleri çok yakındır. Aralarında mesafe ya yoktur ya da çok azdır."

Bilge devam etmiş: "Peki, iki kişi birbirini daha çok severse ne olur? Onlar artık konuşmaz, birbirlerine sadece fısıldarlar. Bir süre sonra konuşmalarına bile gerek kalmaz, sadece birbirlerine bakmaları bile yeter."

Bilge öğrencilerine bakarak devam etmiş: "Tartıştığınız zaman, kalplerinizin uzaklaşmasına izin vermeyin. Bu mesafeyi büyütecek sözler söylemeyin. Bir gün gelir ve bu mesafe öyle artar ki geri dönüp birbirinize yakınlaşacak yolu bulamayabilirsiniz."

Öfke en güçlü duygularımızdan biridir. Hepimiz öfkeleniriz. Öfkeyi küçük dozlarda yaşamak sağlıklı ve normal bir durumdur, ancak şiddetli öfkenin yıkıcı etkileri olabilmektedir. Öfkeyi kontrol edebilmenin kalp sağlığımız açısından paha biçilemez bir değeri var. Çünkü tüm olumsuz duygular içinde kalbimize en çok zarar veren duygu öfkedir. ABD'nin Yale Üniversitesi'nde yapılan bir araştırmaya göre ani öfke, kalpte elektriksel dengesizlik yaratarak kalp atışlarını düzensiz hale getirmekte ve kalp krizi riskini artırmaktadır. Yani kalp sağlığımızı bozan ve kalp hastalıklarına bizi duyarlı hale getiren duyguların en başında öfke vardır. Çoğumuz öfkenin etkisinin küçük ve kısa ömürlü olduğunu düşünürüz, ancak bu kısa ömürlü duygu; kalp krizi, felç veya ölümcül kalp ritim bozukluğunu tetikleyebilmektedir.

Peki, öfke fiziksel olarak ne yapar? Öfke, kan basıncını yükselterek kalbin yükünü artırır. Ayrıca adrenalin hormonunun salınımını da artırmaktadır. Bu durum, kalbin daha hızlı atmasına ve kan basıncının yükselmesine neden olur. Yoğun öfke, kanın pıhtılaşma olasılığını da artırmaktadır. Bu durum, damarlarda birikmiş kolesterol yüklü plaklar varsa tehlike yaratır. Kısaca bu, kalp krizi ya da felç riskinin artması anlamına gelir.

Peki, öfkenin duygusal açıdan maliyeti nedir? Öfke; kaygı, suçluluk ve değersizlik duygularını körükler. Sürekli öfke, değerli ilişkilerimizi kaybetmemize, aynı zamanda hem kendimizi hem etrafımızı mutsuz etmemize neden olur. Yani öfke hem fiziksel hem de duygusal tahribat yaratarak kalp sağlığımızı etkiler. O zaman, normal bir duygu olan öfkeyi ne zaman bir problem olarak görmeliyiz? Cevap çok net: Sağlığımızı, ilişkilerimizi ve günlük yaşantımızı olumsuz etkilediğinde, öfke artık bir problem haline gelmiştir.

Mazeretim Var, Asabiyim Ben!

Öfkelendiğimiz zaman bağırmak, belki bir şeyleri fırlatmak ya da daha fazlasını yapmak iyi gelir, rahatlatır gibi yanlış bir inanış var. Bu konuda bilimsel çalışmalar ne diyor? Öfkenin kalbimiz üzerindeki olumsuz etkisi birçok çalışmanın konusu olmuştur. Bu çalışmalarda, sağlıklı ve kalp hastası olan kişiler karşılaştırılmış. Konuyla ilgili 40 araştırmanın analiz edildiği bir çalışmada hem sağlıklı hem de kalp hastalığı olanlarda öfke ve düşmanlığın kalp rahatsızlıkları riskini artırdığı gösterilmiştir. İlginç sonuçlardan birisi de şudur: Sağlıklı gruptaki erkeklerde öfkenin kalp üzerindeki zararlı etkileri, kadınlara göre daha fazladır. Yani öfke, sağlıklı erkeklerin kalbine kadınların kalbine verdiğinden daha fazla zarar vermektedir.

Harvard Üniversitesi Tıp Fakültesi'nde yapılan bir araştırmada öfkenin kalp krizi üzerindeki etkisi incelenmiş. 2014'te *Avrupa Kalp Dergisi*'nde yayımlanan bu çalışma, öfke ve kalp krizi arasındaki bağlantıyı geniş kapsamlı bir şekilde gözden geçirmiştir. Bu çalışmada, 1966-2013 arasında bu konuyla ilgili yayımlanan çalışmaların analizi yapılmış, öfke ve kalp krizi arasındaki bağlantıya bakılmış. Çalışmaya göre, öfke atakları kalp krizini tetikleyebilmektedir. Hatta bu öfke ataklarını takip eden iki saat içinde öfkeniz geçmiş olsa bile bu risk devam etmektedir. Bu çalışma bir bakıma, "Benim öfkem anlıktır, sonra hemen sakinleşirim" diyenleri iki kere düşünmeye davet ediyor. Çalışmaya göre öfke atakları kalp krizi riskini yaklaşık beş kat, felç riskini ise üç kat artırmaktadır. Ayrıca hayati ritim bozukluğu riski de öfkeli olunmayan zamanlara göre daha yüksek çıkmıştır. Burada önemli bir fark var: Öfkenin şiddeti kadar sıklığı da önemli. Bir öfke atağı sonrası kalp krizinden en çok etkilenen insanlar, sık sık öfkelenen insanlardır. Örneğin, günde ortalama beş kez öfkelenen kişilerin kalp krizi riski geçirme olasılığı daha yüksek bulunmuş. Araştırmacılar, öfkenin kalp hızını ve kan basıncını yükseltmesine, aynı zamanda kalp damarları üzerindeki stresi artırmasına vurgu yapıyor. Kan dolaşımındaki değişikliklerin, kan pıhtılarına neden olabileceğini ve vücuttaki iltihap yanıtlarını uyarabileceğini belirtiyorlar. Ancak daha önce de belirttiğimiz gibi, kalp ve duygusal sistem arasındaki bağlantının detayları bütünüyle anlaşılmış değil. Araştırmacılardan Elizabeth Mostofsky'ye göre bu sonuçlar, kalp hastalığı risk faktörlerini taşımıyorsanız ve nadiren öfke atakları yaşıyorsanız, mutlaka kalp krizi geçireceğiniz anlamına gelmiyor. Örneğin, ayda birkaç kez öfke atağı yaşadığınızda küçük bir risk olabilir. Ancak daha önce geçirdiğiniz bir kalp krizi ya da felç öyküsü varsa ve sık sık öfkeleniyorsanız, bu durumda riskiniz artıyor.

Yapılan çalışmada faklı öfke türleri de karşılaştırılmış. Tahmin edebileceğiniz gibi kalbimize en çok zarar veren öfke türü, yıkıcı öfke. Yıkıcı öfke, kontrolsüz ve saldırgan bir şekilde ifade edilen öfkedir. Yıkıcı öfkenin hem kadınlarda hem erkeklerde kalp damar hastalığı riskini yüzde 31 artırdığı bulunmuş. Yapıcı öfke, yani öfkeyi doğru bir şekilde ifade etmenin ise özellikle erkeklerde kalp sağlığını koruduğu gözlenmiş.

Öfkenizi kontrol etmek demek onu bastırmak anlamına gelmez. Peki, öfkenizi gizlerseniz kalp krizi riskiniz düşer mi? Öfkeyi aşırı şekilde dışa vurmak kadar, sürekli bastırmak da zararlıdır. Bu durum, öfke ve kalp damar hastalığı arasındaki olası ilişkiyi ilk olarak araştıran Framingham Kalp Çalışması ile aydınlığa kavuşmuştur. Bu çalışma, gizlenmiş ve bastırılmış öfkenin de kadın ve erkeklerde kalp damar hastalığı riskini artırdığını göstermiştir.

Öfkeyle Kalkan Ritim Bozukluğuyla Oturur: Ventriküler Aritmi

Öfke, kalbin elektriksel uyarılarını bozarak tehlikeli kalp ritmi sorunlarına neden olabilir. Adrenalin hormonunun yükselmesi de kalbin ritim bozukluklarına eğilimini artırır.

Yapılan çalışmalar, öfke patlamalarını takip eden zamanlarda hayatı tehdit eden ritim bozukluğu (ventriküler aritmi) riskinin arttığını gösteriyor. ICD, hayatı tehdit eden ritim bozukluğu olan kişilerde kullanılan özel bir kalp pilidir. Bu pil, ölümcül ritim bozukluğu oluştuğunda şok uygular ve kişiyi hayata döndürür. Yaşamlarını bu pille geçiren kişilerde yapılan çalışmalarda öfkenin ritim üzerine etkileri değerlendirilmiş. ICD şoklarından önceki 15 dakika ve 2 saat içindeki etkinliklerini ve duygularını kaydetmeleri istenmiş. 42 hastanın katıldığı bu çalışmaya göre, hastalar 1 hafta içinde toplam 107 şok almış. Bu şoklar öncesinde öfke patlamalarının normal zamanlara göre yaklaşık iki kat daha fazla olduğu bulunmuş.

Çok daha geniş kapsamlı olan, 10 binden fazla kişinin katıldığı başka bir çalışmada da ICD şoku öncesinde yoğun bir öfke yaşamanın üç kat daha fazla ölümcül ritim bozukluğuna neden olduğu görülmüştür. Diğer zamanlarla karşılaştırıldığında orta düzeyde öfke, bu iki durumla ilgili riski 3,2 kat artırırken, yoğun öfke 16,7 kat artırmaktadır (öfkeyi takip eden bir saat içinde).

Öfke patlamaları ve kalple rahatsızlıkları arasında nasıl bir bağlantı olduğuna dair olası görüş şu: Öfke kalp atışlarını hızlandırıyor, kan basıncını ve damar direncini artırıyor. Vücutta sempatik aktivasyon oluyor. Bu durum da sadece kalp ritmini değil, kalp damarlarını da etkiliyor. Örneğin, damarlardaki plaklarda yırtılmalara neden olarak kalp krizi gelişebiliyor.

Öfkeyle ilgili bildiğimiz şey, öfkenin yüzeydeki duygu olduğu, ona neden olan asıl duyguların ise madalyonun diğer tarafında kaldığıdır. Örneğin; üzüntü, korku, hayal kırıklığı, engellenmişlik, utanç, incinme ve suçluluk gibi duygular, kendisini öfke olarak ortaya koyar. Dikkatimizi görünen öfkeye değil, görünenin altındaki kısma kaydırmamız gerekir.

Tüm duygular gibi öfkenin de bize bir mesajı vardır: Öfke, duygusal ihtiyaçlarımızı bize hatırlatır. Bu hatırlatma, buzdağının altındaki duyguları görmemiz için bazen sert olabilir. Bu sert uyarı da kalbimize zarar verir. Buzdağı, öfkenin dışarıya doğru gösterilmesine rağmen, diğer duyguların yüzeyin altına gizlenebileceği fikrini temsil eder. Üzüntü, korku ya da suçluluk gibi diğer duygular, bir kişinin kendini savunmasız hissetmesine neden olabilir ve öfkesini artırır.

Sık sık öfke atakları olan Remzi'nin buzdağının altında kalan duygularına gelin birlikte bakalım:

"Ben Aslında Çok Sakinim!"

Remzi, bir yıl önce belediyeden emekli olmuştu. 22 yıl hizmet verdiği belediyeden emekli olmayı o kadar istemişti ki emekli olduktan sadece bir hafta sonra düştüğü boşluk onu şoka uğratmıştı. 3 yıl sonra kendisini yorgun ve halsiz hissetmeye başlamış, uykusuzluk da eklenince, bedeni kendisini taşımakta zorlanmaya başlamıştı. Eşinin de zoruyla bir kardiyoloğa gitmeye karar verdi, sonuçlar pek iç açıcı değildi. Kalp yetersizliği vardı ve kalp nakli olması gerekiyordu. Doktora hiçbir şey söylemedi, reçetesini bile almadan odadan çıktı. Kendi kendine söylenmeye başladı:

"Hep bu öfkem yüzünden oldu."

Remzi yıllarca hem eşine hem de çocuklarına şiddet uygulamıştı. Hızla parlayan ve şiddete dönüşen bir öfke sorunu vardı. Evdekilerle en ufak bir anlaşmazlıkta kendini kaybediyor, etrafında kim varsa ona saldırıyordu, Eşi üç kez onu mahkemeye vermişti ama Remzi her seferinde hediyeler almış ve yalvar yakar onu vazgeçmeye ikna etmişti. En sonunda karısı bir gün dayanamayıp polisi aradı. Remzi arkadaşlarıyla otururken polisler gelip onu karakola götürdüler. Daha sonra karısı şikâyetini geri çekti ve şiddet bir süre evlerinden uzaklaştı. Maalesef, sadece bir ay sonra şiddet geri geldi. Eşi yine polisi aradı, yine karakolda ağlamalar, yalvarmalar yaşandı. Son karakol hikâyesinden sonra şiddet tamamen kesildi.

Remzi'nin öfke nöbetleri hep aynı sıralamayı izliyordu: Aniden öfkeleniyor, eşine ya da çocuklarına saldırıyor, aradan yarım saat geçtikten sonra ağlamaya başlıyor ve sürekli özür diliyordu ama içinde bitmek bilmeyen öfke yaşamaya devam ediyordu. Bu kez öfkesini kendisine yöneltti, ne zaman eşine ya da çocuklarına öfkelense kafasını duvarlara vuruyordu, kendine verdiği bu zarardan sonra ise bitap düşüyor, ne yapacağını bilemediği için yatak odasına gidip yorganı kafasına çekiyor ve hareketsiz duruyordu. Hiçbir şey hissetmiyordu, ağlamıyordu... Öfkesini kendisine yönelttiği için bu kez özür dileyecek kimse de yoktu.

Eşi gizlice hastaneye gelerek bunları anlattı. Remzi zayıflamış kalbini riske attığı gibi, kafasını duvara vurarak, kullandığı kan sulandırıcı ilaçlarla kanama riskini de artırıyordu. Eşinin ziyaretinden habersiz, en masum haliyle kalp muayenesine geldi. Kalp doktorunun psikiyatra gitme konusundaki ısrarına anlam veremedi. Sonra anladı ki karısı gelip yine yapacağını yapmış, doktora her şeyi anlatmıştı. İşte şimdi köşeye sıkışmıştı. Yine çok öfkeliydi, tekrar karakola mı gidecekti? Beş yıldır onu takip eden doktoru onu bırakırsa ne yapacaktı? Yıllardır onu takip eden kalp doktoru, psikiyatra gitmezse onun tedavisine devam edemeyeceğini söyledi.

Karakola gitme riskini artık alamadığı gibi, yeni bir doktor bulma sorunu ile de uğraşmak istemedi. Eşiyle birlikte randevu alıp psikiyatra gittiler. İlaç tedavisine, isteksiz de olsa başladı. Psikiyatr ona psikoterapi almasını da önerdi. Tüm bunlar ona ağır geldi. Remzi haklıydı, neden psikiyatr onu anlamamıştı? Acaba eşi onunla da gizlice görüşüp bir şeyler anlatmış mıydı? Bu so-

rular kafasında dönüp dururken günler geçti. Birkaç hafta sonra ilacın etkileri kendini gösterdi. Daha sakindi bir anda patlayan öfkeler hatırı sayılır ölçüde azalmıştı.

Zorla ve isteksiz de olsa, psikiyatrın soracağını bildiği için terapiye başlamaya karar verdi. Randevu aldıkları terapist bir kadındı. Remzi daha da utanmıştı, nasıl konuşacaktı? İlk seansta tavrı küçük bir çocuk gibiydi, çaresiz bir görünümü vardı.

"Öfkeliyim ama benim artık kimseye zararım yok ki..." diye sözlerine başladı. Sürekli öfke konusundan uzaklaşıp, ağrılarından ve uykusuzluğundan bahsetti. İlk seans onun için çok zor geçti. Terliyor, gözlerini sık sık kaçırıyor, terapist bir soru soracak kaygısıyla sürekli kendisi konuşmaya çalışıyordu. Birkaç seans böyle geçti. Öfkesini her seferinde inkâr etti, ama en sonunda pes etti, terapistin sorularıyla öfkenin altındaki kayıp duygular teker teker ortaya çıktı.

Öfke ne zaman başlamıştı? Büyüdüğü eve dair hatırladığı tek şey vardı, babasından yıllarca gördüğü şiddet. Şiddetten kurtulduğunu umarak askere gitmişti ama orada da komutanlardan dayak yemişti, hem de diğer asker arkadaşlarının önünde.

Remzi dört çocuklu bir ailenin en büyük çocuğuydu; iki erkek ve bir kız kardeşi vardı ama hiçbiriyle görüşmüyordu. Babası, o 10 yaşındayken İstanbul'a çalışmaya gelmiş, giderken de ona şöyle söylemişti: "Annenden ve kardeşlerinden sen sorumlusun." Babası altı ayda bir eve geliyordu. Salona girip kanepeye oturur oturmaz, annesi Remzi hakkında konuşmaya başlıyor, sürekli onun sorumsuzluğundan ve yaramazlık yaptığından bahsediyordu. Tüm bu konuşmalar kardeşlerinin önünde oluyordu, babası önce sakince ve dikkatle dinliyordu, sonra Remzi'yi yanına çağırıyor, "Ben sana ne demiştim?" diye soruyordu. Remzi daha ağzını açamadan babası ona vurmaya başlıyor, ne annesi ne de kardeşleri hiç ses çıkarmadan olan biteni izliyorlardı.

Remzi bunları ilk kez birisine anlatıyordu. Yıllarca bu konuyu kimseyle konuşmamıştı. İçten içe annesinden hep özür beklemişti, çünkü bu yediği dayakların sorumlusu oydu. Kardeşlerine de kırgındı, bir kez bile bu konuyu açmamışlar, onu destekleyecek ya da rahatlatacak tek bir söz söylememişlerdi. Zaten artık hiçbiriyle görüşmüyordu.

Seansta bunları anlatırken, içindeki tüm enerji adeta tükenmişti. Yerinden kalkamayacağını sandı, tek isteği bir an önce yatak odasına gidip yorganı başının üzerine çekmekti. Eve gider gitmez bunu yaptı: Aç olmasına ve eşinin yemek yeme ısrarlarına rağmen yatak odasına gidip yorganın altına saklandı. Kimse onu görmesin diye saklanan bir çocuk gibi...

Ertesi gün uyandığında, her sabah göğsüne taş gibi oturan o ağırlık yoktu. Garip geldi. O kadar aç hissetti ki kendini her gün karısının hazırladığı o kahvaltı için şimdi can atıyordu. O sabah yediği her lokmanın tadını aldı. Karısıyla yıllardan sonra ilk kez gözleri uzun uzun buluştu. İçinden pek gelmedi, ama zorlayarak da olsa kelimeler döküldü ağzından:

"Eline sağlık."

Remzi, yıllarca öfkeye sebep olan gerçek duygularını en sonunda görebilmişti. Bu zor duygularla temas edebilmek elbette ki zordu ama bu yüzleşme onun yaşamını dönüştürdü. Şimdi hem kendisini daha iyi anlamak hem de ailesiyle duygusal bağlarını güçlendirmek ve sağlığını geliştirmek için önünde güzel bir fırsatı var.

Öfkeyle bağlantılı olan bir kişilik türü var: A Tipi kişilik. Bu kişiliğin, sürekli olarak yetiştirilmesi gereken işler, asla rahat olamama, çabuk öfkelenme gibi özellikleri vardır. İnsanlara karşı düşmanca tavırlar gösterme, sürekli suçlama ve eleştirme gibi davranışlar da yaygındır. Sabırsızdırlar ve sık sık işlerle ilgili paniklerler. Bir çalışma, düşmanca düşüncelerin diğer özelliklere göre kalp hastalığını öngörmede daha önemli olduğunu göstermiştir. A Tipi kişilikte adrenalin üretimi artar. A Tipi kişiliğe sahip olanlarda kan basıncı yüksekliği ve kalp krizi riski daha yüksektir.

Ete Kemiğe Bürünmüş Öfke: Saldırganlık

Saldırganlığın erkeklerde kalp hastalığı riskini artırdığı, daha önce birçok çalışmada gösterilmişti. Ancak yeni bir çalışma, düşmanca bir mizaca sahip olmanın, kadınların kalbi üzerinde de etkili olduğunu düşündürüyor.

Göğüs ağrısı gibi belirtiler sonrasında kalp damarlarına bakılan 506 kadın, 3-6 yıl boyunca izlenmiş. Saldırganlık ve düşmanca tavırlar konusunda daha yüksek değerlere sahip olan kadınların bu süre içinde kalp krizi, felç ya da göğüs ağrısı nedeniyle hastaneye yatma oranı yüzde 50 daha fazla çıkmış. Ayrıca düşmanca mizaç konusunda yüksek skora sahip kadınların, iyi kolesterol olarak bilinen HDL düzeyleri daha düşük, kan basınçları ise daha yüksek olmaya eğilimli görünüyor.

Bilimsel çalışma sonuçları, öfke patlamalarını yönetebilmenin hayat kurtarıcı olabileceğini gösteriyor. Öfke, kalbimiz ve tüm sağlığımız için yıkıcı hale gelmeden önce, kendimiz için erken uyarı sistemi kurabiliriz. Bu güçlü temel duyguya mercekle bakmamız şart. İşle ilgili, özel ya da aile ilişkilerimizle ilgili öfke hissedebiliriz. Ama bu öfkeyi hissetmemize rağmen, durumun kötüleşmesine neden olan yıkıcı davranışları kontrol etmeyi de öğrenebiliriz. Hoşlanmadığımız, incindiğimiz ve korktuğumuz zamanlarda öfke hissetmemiz doğaldır. Hatta bazen bir neden olmadan da öfke hissederiz ama bu öfkeyi en iyi şekilde yönetmek için hangi adımları atabiliriz? Öfkeyle ilgili duygu, düşünce ve davranışlarımızı fark etmek başlangıç için en iyi yoldu.

1. Öfkenizle Tanışın: Öfke Günlüğü Tutun

Öfkeyle ilgili farkındalığınızı geliştirmek için, önümüzdeki bir haftayı öfkenizi gözlemleyerek geçirin:

Hangi durumlara öfkelendiniz? Öfkelenmenize neden olan düşünce, olay ya da kişileri yazın.

Öfkeliyken hangi durumlarda yapıcı, hangi durumlarda daha yıkıcı davranıyorsunuz?

Öfkenin olumsuz sonuçları oldu mu? Neler?

İlişkilerde öfkeniz bir sorun yarattı mı? Nasıl?

Şimdi de sizi genel olarak en çok öfkelendiren üç durum ya da kişiyi yazın. (Örneğin, size karşı haksızlık yapılması, yoğun trafik, saygısız davranış, ailenizden birinin eleştirmesi vs. Eşiniz, ailenizden birisi, arkadaşınız, patronunuz vs.)

Kendi öfkenizi tanımak, öfke kontrolü için ilk adımdır.

2. Öfkenizin Bam Telini Fark Edin

Kendinizi bazen ne olduğunu anlamadan bir olaya ya da kişiye aşırı öfke tepkisi gösterirken bulabilirsiniz. Öfke, daha önce de belirttiğimiz gibi temel duygulardan biridir. Çoğumuz öfke yaşarız, bunu tamamen engellemek mümkün değildir. Ancak öfkemizi tetikleyen durumları ya da kişileri fark etmek bize önemli bir kazanım sağlar: Öfke bizi kontrol etmez, biz öfkeyi kontrol ederiz. Öfkenin bizi kontrolden çıkarma olasılığı azalır.

Öncelikli hedef, öfkenin tetikleyicilerini keşfetmek olmalıdır. Yıkıcı öfke bir tetikleyici ile başlar. Bu tetikleyicilerden bazıları:

- Saygısızlık yapıldığını hissetmek
- Eleştirilmek
- Trafikte önünüze geçen bir araç
- Haksız bir eleştiriye uğradığınızı düşünmek

Siz de kendi öfke tetikleyicilerinizi düşünün.

3. Erken Uyarı İşaretlerini Tanıyın

Öfke tetikleyicilerinizi tespit ettikten sonraki adım, öfkeliyken nasıl davrandığınızı keşfetmektir. Bir öfke anında, sizde hangi davranışlar ve fiziksel değişiklikler oluyor? Bunları fark etmek, öfkeniz çok tırmanmadan önce onu yavaşlatma ve durdurma fırsatı verir. Bazı erken uyarı işaretleri:

- Yerinde duramamak
- Duvarı yumruklamak
- Ağlamak
- Aşırı yemek
- Terlemek
- Kalp çarpıntısı
- Bağırmak, ses yükseltmek, hakaret ve küfür etmek
- Hızlı nefes almak
- Hiçbir şey düşünememek
- Telefon ya da kumanda fırlatmak
- İnsanlara tehdit dolu bakışlar
- Baş ağrısı, karın bölgesinde hassasiyet vs.

4. Buzdağının Altı: Hangi Duygular Gizlenmiş?

Aşağıdaki duygu listesini kullanarak, öfkenizin altındaki duyguyu fark edin ve nedenleri üzerine düşünün.

Duygu Listesi

Bunalmış Sıkışmış Değersiz Rahatsız
Kederli Endişeli Utanmış İncinmiş
Üzgün Korkmuş Yetersiz Yalnız
Karmaşık Güvensiz Hassas Aptal
Kıskanç Bıkkın Şüpheli Tiksinti

5. Yirmi Dakika İhtiyaç Molası Verin

Öfkenizin bam telini, erken uyarı işaretlerini ve buzdağının altında gizlenmiş olan duygularınızı belirlediniz. Elinizde şimdi güçlü bir savunma sistemi var. Öfkeniz daha da tırmanmadan nasıl sakinleşebileceğinizi belirleyin. Aşağıdakileri deneyin ve size en iyi gelen yöntemi duygusal ecza dolabınıza koyun:

- Yapabiliyorsanız bir süreliğine ortamı terk edin. Geri çekilmek çoğu zaman iyi gelir. En az 20 dakika ortamdan uzak kalmak, duygusal hafıza (amigdala) etkinliğini azalttığı için sakinleşme olasılığınız yüksektir. 20 dakika sonra görüşmek üzere öfkenizle vedalaşın.
- Gözlerinizi kapatıp 10'a kadar sayın.
- Mümkünse oturarak 5 derin nefes alın.
- Günün çok stresli zamanlarında kısa molalar verin. Yalnız ve sessiz, derin nefes alarak geçireceğiniz zamanlar planlayın.

6. Öfkenizi İçinize Gömmeyin, Yapıcı Bir Şekilde İfade Edin

Öfkemizi göstermenin tehlikeli olduğunu ve bize iş ve özel yaşamımızda zarar vereceğini düşünerek bastırabiliriz. Ama bu, duygusal ve fiziksel açıdan hiç de sağlıklı görünmüyor. Araştırmalar duyguları bastırmanın ve ifade etmemenin sağlığımızı olumsuz etkilediğini gösteriyor. Çünkü bastırmak, öfkeyi yok etmiyor hatta bir yaranın iltihaplanması gibi içerde büyümeye devam ediyor, kalbimizi de etkiliyor. Öfke hissedildiği anda ya da üzerinden uzun zaman geçmeden yapıcı bir şekilde dile getirilirse, kendimize ve ilişkilerimize zarar vermez.

Öfkeyi iki uç şekilde göstermeden ara formül şu: Saldırgan tepkiler vermek ya da içimizde gizlemek yerine, olabilecek yapıcı şekilde ifade etmek. Öfkelendiğimiz durumlarla ilgili açık ve dürüst bir şekilde ifade etmek ve nasıl hissettiğimizi söylemek önemlidir, ayrıca karşımızdaki kişiyi daha dikkatli dinlemek de durumu sakinleştirmeye yardım eder. Bu şekilde öfke, kendisine bir çıkış yolu bulur ve duygusal gündeminizi işgal etmez. Dolayısıyla kalbimiz de normal ritmine döner.

Yukarıdaki adımları atarak öfkenin yıkıcı etkilerinden kurtulmayı başarabilirsiniz. Ancak öfke kontrolünüzü sık sık kaybediyorsanız psikolojik danışmanlık almak kalp sağlığınız için iyi olur. Öfke seviyenizi ve haftada kaç kez öfke atağı yaşadığınızı not alın. Örneğin, bu haftaya geri dönüp bakın: Neler oldu? En çok neye öfkelendiniz? Öfke şiddetinize 1-10 arasında bir puan verin, eğer haftada iki ve daha fazla, şiddeti 7-8'in üzerinde bir öfke tepkiniz varsa, psikolojik destek ve psikiyatrik yardım almayı düşünebilirsiniz.

"Küçükçekmece'deki Gizemli Şişeler"

Orta Avrupa'da kurulan ve 250 yıl yaşayan Avar Devleti, İstanbul'u kuşatan ilk Türk devletidir. Avarlar, Slav ve Bulgar kavimlerinden oluşan bir orduyla MS 626'da İstanbul'a doğru hareket etmiş ve Sasani ordusunun da yardımıyla İstanbul'u kuşatmıştı. Kuşatma altı gün sürmüş, ancak başarısızlıkla sonuçlanmıştı. Avarlar ve Sasaniler İstanbul'dan ayrılırken her yeri ateşe vermişti. İstanbul alevler altındaydı. Avarların, İstanbul'dan ayrılırken ateşe verdiği yerlerden biri de Küçükçekmece Gölü'nün kıyılarıydı. Bu yangının verdiği tahribat yüzlerce yıl saklı kalmıştı. Yangın tabakasının altında gizli kalmış bilgiler keşfedilmeyi bekliyordu. Bu keşif, 2013'te yapılan arkeolojik kazılar sırasında gerçekleşti. Kazılarda keşfedilenlerin Avarların İstanbul'u ateşe verdiklerine dair ilk arkeolojik kanıt olduğu düşünülüyor.

Kazılarda bir bilgiye daha ulaşıldı. İçi kum dolu tahta kutularda 700 kadar şişeye rastlandı. Bunlar sevkıyata hazırlanmış gibi görünen kutulardı. Kazıları yürüten arkeolog Şengül Aydıngün'e göre, burası 1400 yıllık bir ilaç üretim yeri, şifa merkezi ya da ecza deposuydu. Bulunan şişelerse antikçağda kullanılan ilaç merhem şişeleriydi. TÜBİTAK-Gebze'de yapılan analizlerde, şişelerde iki hastalığın tedavisi için kullanılan ilaçlar vardı: Depresyon ve kalp hastalıkları. İşte bu şişeler; kalp hastalığı-depresyon kısırdöngüsünün yüzlerce yıllık delili gibiydi.

Dünya Sağlık Örgütü'nün gelecekteki sağlık raporlarına göre, bu kısırdöngü güncelliğini koruyacak gibi duruyor. Önümüzdeki yıllarda ilk sırada kalp hastalıkları, ikinci sırada ise depresyonun olması bekleniyor.

"Bu acıya kalbi daha fazla dayanamadı!" ifadesi üzüntü ve kalp sağlığımız arasındaki ilişkiye işaret eden kültürel bir ifadedir. Peki, üzüntü gerçekten kalbe hasar verir ve ölüme neden olabilir mi? Depresyon ve kalp arasında bir bağlantı olduğu açıktır. Birçok çalışma da bu bağlantıyı desteklemiştir. Çalışmalar şunu gösteriyordu: Hem depresyon hem kalp hastalığı varsa, ölüm riski de o kadar artmaktadır. Ancak aradaki mekanizma tam olarak bilinmiyordu. Çeşitli varsayımlar vardı ama net değildi. Bir görüşe göre hormonal sistem, bağışıklık sistemi ile etkileşime giriyordu. Bu etkileşimlerin birçoğu, duygu durum bozuklukları ve kalp hastalıkları için ortaktı, ama bu nasıl oluyordu?

2019'da İngiltere'de yapılan çalışma, depresyon ve kalp arasındaki bağlantıya ilişkin kayıp bir iz buldu. Cambridge Üniversitesi'ndeki çalışmada, yaşları 40-69 arasında değişen 370 bin kişiye ait veriler incelendi. Aslında araştırmacıların amacı, ailesinde kalp damar hastalığı olanların şiddetli depresyonla ilgisini incelemekti. Sonuç net bir veri ortaya koydu: Anne ya da babasından birisinde kalp hastalığı olanların depresyon geçirme riski yüzde 20 daha fazlaydı. Peki, kalp hastalığı ve depresyon arasında nasıl bir bağlantı vardır? Detaylı analizde, her iki durumda da ortak olan faktörler ortaya çıktı: Kan yağları (trigliseritler) ve iltihapla ilgili proteinler (interlökinler ve CRP gibi).

Araştırmacılara göre insan vücudu; sigara, alkol kullanımı, hareketsizlik ve strese yanıt olarak iltihap proteinleri üretiyor. Bunlar şiddetli depresyon durumunda da yüksektir. Çalışmanın yürütücüsü Golam Khandaker'e göre, kalp hastalığı ve depresyon ortak bir mekanizmayı paylaşıyor gibi görünüyor. Yani iltihaplanma hem kalp hem de beyinde kendisini gösteriyor. Bu da kalp ve beyin arasındaki mesaj trafiğini bir kez daha doğruluyor.

Depresyon, gün içinde yaşadığımız kısa süren duygusal dalgalanmalardan farklıdır. Üzüntü ne zaman depresyona dönüşür? Aşağıdaki belirtilerden en az beş tanesinin 2 hafta ve daha uzun süreyle görülmesi gerekir:

1. Değersizlik ya da suçluluk duyguları
2. Yerinde duramama ya da enerji kaybı
3. İştah kaybı veya artması
4. Uykusuzluk ya da aşırı uyku
5. Psikomotor retardasyon veya ajitasyon (hareketlerde aşırı azalma ya da artma)
6. Yorgunluk, bitkinlik ve enerji kaybı
8. Düşünme, dikkatini verme yeteneğinde azalma
9. Tekrarlayan ölüm düşünceleri, intihar girişimi ya da planları

Peki, ne oluyor da üzüntü giderek bir ruh haline dönüşüp bizi karanlığa çekiyor, yani depresyona sürüklüyor? Genetik yatkınlığa dair araştırmalar var. Ailede bir depresyon öyküsü varsa, bu bir zemin oluşturuyor. Ama genetik yatkınlığınızın olması mutlaka depresyona gireceğiniz anlamına gelmiyor. Çoğunlukla bir yaşam krizi, tetikleyici rol oynayabiliyor. Genetik dışında farklı psikoloji ekolleri konuya farklı açılardan ışık tutuyor. Örneğin, Sigmund Freud'a göre depresyon, kişinin bir kayıp karşısında kızgınlığını kendisine yöneltmesidir. Bilişsel terapiye göre, kişi çocuklukta yaşadığı sorunlara karşı olumsuz şemalar geliştirir ve yetişkin yaşamında bu şemaları farkında olmadan kullanır. Gerçekleri çarpıtır, en küçük bir başarısızlık bile "yetersizlik" şemasını harekete geçirir ve bu da depresyona neden olur. Pozitif psikoterapiye göre ise depresyon, yaşadığımız sorunlara derin bir duygusallıkla cevap verebilme yeteneğidir.

Aslında depresyon, bir nevi ikaz ışığı gibidir. Genellikle kaybettiğimizi düşündüğümüz ya da hissettiğimiz bir durumu belirtir: Sevilen birinin hayatımızdan gitmesi, zaman ya da para kaybı gibi somut durumlar dışında, kusursuz bir geleceğin elimizden kayıp gittiği duygusu gibi soyut durumlar da depresyonu başlatabilir. Bunlar, hepimizin yaşamının bir döneminde kendisini içinde bulduğu girdaplardır. Hepimiz hayatımızda birçok stresli olaya maruz kalırız, bazı olaylar diğerlerinden daha ağırdır ve bizi depresyonun eşiğine getirir.

Depresyon Üçlüsü

Amerikalı ünlü psikiyatr Aaron Beck, depresyondayken en sık görülen üç düşünceyi depresyon üçlüsü olarak adlandırmıştır:

Kişinin kendisiyle ilgili olumsuz bakış açısı: "Hiçbir işe yaramıyorum, yetersizim!"

Dünyaya ve yaşama karşı olumsuz bakış açısı: "Hayat berbat, kimse bana değer vermiyor!"

Gelecekle ilgili ümitsizlik: "Yarınım ümitsiz, hiçbir şey düzelmeyecek!"

Bu düşünceler zihinde dönüp durur ve olumsuz duygularla birlikte yaşamın tam merkezine yerleşir. Bu nedenle düşüncelerin farkına varılması ve değiştirilmesi, depresyonla mücadelenin temel taşlarından biridir.

Gelin, benzer yaşam krizleriyle karşılaşan iki kişinin düşüncelerine ve sonuçlarına bakalım:

Fuat 55 yaşında, 12 yıldır yüksek tansiyon ve kalp yetersizliği ile yaşıyor. Kalp yetersizliği, kişinin yaşam kalitesini düşüren bir hastalık olarak düşünülür, çünkü günlük yaşamı zorlayabilen bir hastalıktır. Özellikle nefes alma zorluğu ıstırap verici olabilmektedir. Fuat, bu tanıyı aldığında ilk başta herkesin vereceği tepkiyi verdi, çok üzüldü ve neden başına bunun geldiğini sorguladı. Ama yaklaşık birkaç hafta içinde düşünceleri değişmeye başladı, kendisini toparladı. Araştırdı, doktoruna aklına takılan tüm soruları sordu, tüm endişelerini paylaştı. Ama en önemlisi neyi yapabileceğini ve neyi yapmasının zararlı olacağını öğrenmek istedi. Eşiyle, çocuklarıyla ve yakın dostlarıyla durumunu paylaştı. Herkesin düşüncesini, önerilerini ve benzer hastalık hikâyelerini dikkatle dinledi. Edindiği tüm bilgileri harmanladı. Kendi bedeni ve sağlığı üzerinde bilgi sahibi olmak, onu güvende hissettirdi. Kalbi halen onun için atıyordu. Fuat'ın anne ve babasının yaşama karşı yaklaşımı çözüm odaklıydı. Başlarına ne gelirse gelsin, bir araya gelip çözüm için birbirlerine fikir sorar ve destek olurlardı. Bu çözümcü yaklaşım, ona yaşamı boyunca rehberlik etmişti. Bu dönemi de yeni bir sayfa olarak düşündü. Bu boş sayfayı nasıl doldurabilirdi? Elinden geleni yapmaya karar verdi. Aradan geçen zamanda yaptıkları, bu sayfayı renklendirdi ve anlamlandırdı. Geriye dönüp 12 yılı değerlendirdiğinde, hastalığın ona engel olduğunu düşünmüyor.

Ekrem ise 44 yaşında ve 2 yıl önce ritim bozukluğu tanısı aldı. Karamsar bir bakış açısı var. Hep böyleydi, ama bu tanı onu yaşamın güzelliklerini görmekten daha çok alıkoydu. İlaçlarını düzensiz kullanıyor, özellikle kan sulandırıcı ilaçları hayati öneme sahip, ama bunun işe yarayacağını düşünmüyor. Sürekli "Ölüme bir adım uzaklıktayım!" düşüncesi belirgin. Ekrem'e göre yaşam anlamsız, bu nedenle ilaçları almak ya da almamak arasında bir fark yok. Pasif bir şekilde kendisini "kalp hastası" olarak kabul etmiş durumda. Annesinin hep söylediği bir şey vardı: "Bazı insanlar şanslıdır, başlarına bir şey gelmez, hep mutludurlar. Ama bizim ailemiz böyle değil, hep acı çektik, daha da çekeceğiz." Ekrem yaşadığı her zorluk karşısında bu düşünceyi referans kabul ediyor, insanın kendi yaşam koşullarını asla değiştiremeyeceğini, çabanın faydasız olduğunu düşünüyordu. İşte bu düşünceler, onun depresyona girmesine neden oldu.

Stresli yaşam olayları ve psikolojik zorlanmalar, insanları belli hastalıklara karşı savunmasız bırakabilir. Çalışmalar, kalp krizi geçirenlerin yaklaşık yarısında, öncesinde bir depresyon öyküsü olduğunu gösteriyor. Eğer geleneksel risk faktörlerine sahipseniz ve bunlara depresyon da ekleniyorsa, kalp krizi riskinde ciddi artış var demektir.

Risk faktörünüz olmasa da depresyon, yine kalp sağlığınızı etkiliyor. Kalp hastalığı olmayan 4500 kişi üzerinde yapılan bir çalışmada depresyonun, kalp hastalığı gelişmesi ve ölüm riskini yüzde 40-60 arasında artırdığı bulunmuş. Ayrıca, kalp hastalığı tanısı yeni konmuş kişilerde depresyon varsa, müteakip bir yıl içinde kalp krizi ve felç gibi bir olayın ortaya çıkma riski artırıyor.

Depresyon, kalp hastalığının gelişiminde rol oynayabildiği gibi, kalp hastalıkları da depresyona neden olabilmektedir. Depresif belirtiler ve şiddetli depresyon, kalp damar hastalığı olan kişilerde çok sıktır. Yapılan çalışmalar, kalp sorunu olan kişilerde şiddetli depresyon oranının %15-23 arasında olduğunu göstermektedir. Bu oran, kalp hastalığı olmayan kişilerden üç kat daha fazladır. Ayrıca, şiddetli düzeyde depresyon belirtileri olan kalp hastalarının, hastaneye yatış oranlarının yedi kat fazla olduğu saptanmıştır.

Depresyon, ani bir kalp sorunu sonrası iyileşme sürecini de zorlaştırmaktadır. Depresyondaki kişilerin ölüm riskleri, kalp krizini izleyen ilk bir yılda daha fazladır. 4000'den fazla kişi üzerinde yapılan bir çalışma, depresyon tedavi edilmezse kalp krizinden ölüm riskinin üç katına çıktığını ortaya koymuştur.

Ayrıca kalp hastalığına sahip olmasanız bile şiddetli depresyon, kalp hastalığı nedeniyle ölüm riskinizi artırmaktadır. Danimarka'da yapılan bir çalışmada, 5,5 milyon kişinin ölüm oranları ve hayatta kalma analizi yapılmış. Bu analize göre depresyon tanısı olan kişilerin kalp hastalıklarından ölme oranı yüzde 60 daha fazla bulunmuş. 25 yıl boyunca yapılan ve 17 bin kişinin verilerini inceleyen araştırmada da kalp krizi sonrası depresyonun, tüm nedenlere bağlı ölüm riskini artırdığı bulunmuştur. Hafif düzeyde depresyon belirtileri bile kalp krizi sonrası iyileşme sürecini kötü etkilemektedir.

Kalp Krizinden Sonra Depresyon Neden Sık Görülür?

Yıllar içinde yapılan birçok bilimsel çalışmayla depresyon ve kalp sağlığı arasındaki ilişkinin netleşmesi, Amerikan Kalp Derneği'ni harekete geçirmiştir. Dernek, 2014'te resmi bildiri yayımlamış ve depresyonun kalp krizinden sonra risk faktörü kabul edilmesi çağrısında bulunmuştur. Bu açıklama ile psikolojik bir faktörün kalp sağlığına etkisi ilk kez resmen tanınmıştır.

Peki, depresyonu kalbimiz için bu kadar tehlikeli kılan nedir? Depresyon iki şekilde kalbimizi zorluyor: Hem davranışlarımızı hem de bedenimizin biyokimyasını etkiliyor.

Depresyondayken içinize kapanıp bir nevi yaşama "küsmeye" başlıyoruz. Sağlıksız besleniyoruz, sigara ve alkol kullanımımız artıyor, buna hareketsizlik de eklenince kalp sağlığımız bozulmaya başlıyor.

İkincisi, içimizde gerçekleşen ama farkında olmadığımız değişiklikler. Depresyon, kortizol ve adrenalin gibi stres hormonlarının sürekli yüksek olmasına yol açıyor, kimyasal sistemin bir parçası olan bu hormonlar sürekli salgılandığında ise kalbimizi olumsuz etkiliyor.

Özetle depresyon, kalp damar hastalığı gelişmesi riskini artırıyor, kalp krizi sonrası iyileşmeyi olumsuz etkiliyor. Yani kalbinizde sorun olsun ya da olmasın; depresyon ve kalp sağlığı, birbirini kötüleştiren karşılıklı bir etkiye sahip. Depresyonun farkına varmak, belirtiler şiddetli hale gelmeden önlem almak kalbimiz için koruyucudur. Kalp krizi gibi durumlardan sonra da depresyonun teşhisi ve tedavisi hayat kurtarıcı görünmektedir.

Kalp hastalıklarından korunmaya yönelik yapılan bir çalışmada, erkeklerde depresyon oranı yüzde 35, kadınlarda ise yüzde 65 olarak bulunmuştur. Fark neredeyse iki kattır. Kalbinde sorun olmayan orta yaşlı kadınlarda da şiddetli depresyon belirtileri, yaşam tarzı faktörlerini etkileyerek damarlarda plak gelişimini artırmakta ve kalp sağlığını bozmaktadır. 2003'te 336 sağlıklı kadının katıldığı bir çalışmaya göre, tekrarlayan şiddetli depresyon, kadınlarda kalp damarlarında plak gelişme riskini iki kat artırıyor. Yani tek bir depresyon atağı ile birden fazla atak arasında bile risk farkı vardır.

Kadınların depresyon riskinin erkeklere göre iki kat fazla olması, kalp hastalığının kadınların ölüm oranı üzerindeki etkisini de açıklıyor. Erkekler, kadınlara göre daha sık kalp krizi geçirmesine rağmen, kadınların ilk kalp krizinden sonra ölme oranı erkeklere göre yüzde 70 daha fazladır. Bununla birlikte, kadın ve erkeklerin depresyona girme nedenleri de farklı görünmektedir.

İkizler üzerinde yapılan bir çalışma, depresyon nedenleri üzerine önemli bilgiler sağlamıştır. Kadınlar daha çok kişiler arası ilişkiler nedeniyle depresyona girerken, erkekler; madde bağımlılığı, geçim sıkıntısı, çocukluk döneminde cinsel istismar ve stresli yaşam olayları nedeniyle depresyona girmektedir. Ayrıca hedeflerine ulaşamayan ve düşük özgüveni olan erkeklerin depresyona girme olasılığı da daha yüksek görünmektedir. Depresyon belirtileri de erkeklerde ve kadınlarda farklı şekillerde görülmektedir. Erkekler daha fazla öfkeli davranış, saldırganlık ve gereksiz risk alma davranışı gösterirken, kadınlarda uykuya eğilim ve ilişkilerden geri çekilme gibi belirtiler ön plandadır.

D Tipi Kişilik

Kalp hastalığı bulunan her dört kişiden birinin D Tipi kişilik olduğu düşünülüyor. D Tipi kişiliğin en önemli iki özelliği: Sosyal olarak içedönük olmak ve olumsuz duygu durumdur. "Öfke, Depresyon, Kaygı ve Kalp" bölümünde, A Tipi kişiliğin kalp hastalıklarıyla bağlantısından bahsetmiştik. 2000'li yıllarda ise D Tipi kişilik ve kalp hastalıkları üzerine çalışmalar artmıştır. Arada güçlü bir bağlantı olduğu ortaya çıkınca, D Tipi kişilik 2012 yılında Avrupa Kalp Hastalıklarını Önleme Kılavuzu'na girmiştir. Bu kişilik yapısına sahip olanların, gelecekte depresyon ve kaygı sorunu yaşama olasılıkları daha yüksektir. Farklı çalışmalarda D Tipi kişiliğin görülme oranı yüzde 10-40 arasında bulunmuştur. Türk toplumunda yaygınlığı ise bir çalışmada yüzde 31 olarak belirlenmiştir. Bu kişiliğe sahip olanlarda kalp damar hastalığı gelişme riski ise üç kat daha yüksektir. Ayrıca kalp damarlarına stent uygulanan D Tipi kişiliğe sahip kişilerde, stentlerin tıkanması olasılığı iki kat daha fazladır.

Şimdi bu kişilik özelliklerine sahip olan Seyit'in hikâyesine göz atalım.

"İpler Kimin Elinde?"

"Yaşamımın ipleri bende değil..." dedi. "Boşlukta sallanıyor gibiyim. Sizden beklentim; ipleri nasıl elime alabilirim, bu çaresizlik hissinden nasıl kurtulabilirim, bunlar için yardımcı olmanızı istiyorum."

Seyit 8 yıl önce yalnız bir yaşamı seçmişti. Şimdi 58 yaşındaydı, eşini ve iki oğlunu bırakıp kendisine bir stüdyo ev kiralamıştı. Evinde basit eşyalar vardı. Tek kişilik bir yatak, küçük bir yemek masası ve tek bir sandalye, duvarda üzerlerinde Allah ve Muhammed yazılı iki tablo... Seyit'in kendi halinde sürüp giden yaşamı dokuz yıl önce bir depremle sarsılmıştı. Ailesiyle hafta sonu tatili için Adapazarı'na giderken büyük bir trafik kazası geçirmişti. Kazanın sonu çok acıydı; 8 yaşındaki kızı takla atan arabadan fırlamış ve yaşamını kaybetmişti. Eşi ve kendisi küçük sıyrıklarla çıkmıştı arabadan. Seyit gözbebeği olan kızı Güler'in, yirmi yıl önce vefat eden annesinin mezarına gömülmesini istemişti. Gömülürken herkesi şok eden bir şey söyledi. Mezarda yatan annesine hitaben, "Kızımı istedin, al senin olsun!" dedi. Eve döndüklerinde herkesi toplayıp, Güler'in ismini söylemelerini ve onun hakkında konuşmalarını yasakladı. Kendisi de hem acı trafik kazasını hem de kızının varlığını unuttu. İşyerini kapatıp eve kapandı.

Eşi ve iki oğluyla ilişkileri giderek azalmıştı. Nadiren konuşuyor, evde geçirdiği zamanlarda, küçük odada dini kitaplar okuyor, namaz kılıyor ve uyuyordu. Aradan geçen bir yıldan sonra oğulları işe dönmesi için ısrar etti. Seyit gönülsüz de olsa kabul etmişti, ancak büyük yatırım yaptığı yeni girişimi maddi zararla sonuçlandı.

Seyit bu olaydan sonra eşi ve oğullarıyla ilişkilerini tamamen sona erdirmiş, bir gün evde yalnızken bavula giysilerini doldurup evi terk etmişti. Yeni yaşamı fena değildi. Arkadaşının Kadıköy'deki marketine gidip günün birkaç saatini orada geçiriyordu. Kendisi dışında bir dünyanın ve yaşamın olduğuna tanık olmak ona iyi geliyordu. Ama eve gidip ibadetini yaptıktan ve kitap okuduktan sonra yatağa yattığında, yoğun bir çaresizlik, umutsuzluk ve boşluk duygusuyla yüz yüze kalıyordu. En sonunda halüsinasyonlar görmeye başlamıştı. Sık sık kendisini beyaz giysiler içinde kutsal topraklarda görüyordu. Issız sokaklarda tek başına yürürken biraz ilerde küçük bir kız çocuğu dönüp ona bakıyor ve koşmaya başlı-

yordu. Seyit'in kalbi yerinden fırlayacak gibi oluyor ve koşup kızın yüzünü görmeye çalışıyordu. Kıza tam yetişecekken arkasından bir kadın sesi duyuyor ve dönüp baktığında kadın ortadan kayboluyordu. Seyit o an bırakın yürümeyi, hareket bile edemiyordu. Kendini toparlayıp hemen yürümeye başlıyor, ama bu kez de kızı göremiyordu.

İçine girdiği bu dünya, giderek onu kuşatmaya başladı. Hatta son bir aydır bazen gün içinde de bu tür görüntüleri görür olmuştu. Seyit bir ay önce ak sakallı bir adamın kendisiyle birlikte namaz kıldığını ve onunla kutsal yerlere yolculuk yaptığını görmeye başlamıştı. Tek arkadaşı olan Enver'e bundan bahsettiğinde, Enver endişelenmiş ve bir psikiyatra gitmesi için ısrar etmiş, Seyit, tamam bakarız diyerek geçiştirmişti. Çünkü bunları kimseye anlatamazdı. Bir daha bahsetmezse Enver unuturdu belki. Bir gün markette otururken kendi kendine konuştuğunu gören Enver, endişelendi, artık çaresi kalmamıştı, arkadaşının ısrarlarına dayanamayıp randevu almayı kabul etti.

Seyit'in yaşamı pek de kolay geçmemişti, Ağabeyi ve ablasından sonra evin en küçük çocuğuydu. Çocukluğundan beri kendi halinde ve nahifti. Çok sevgi beklememişti ama babası ağabeyine, annesi de ablasına düşkündü. Seyit'in babasıyla ilgili hatırladığı en belirgin anı, babasının 11 yaşındayken üzerinde sandalye kırmasıydı. Bu ne ilk ne de son dayaktı, ama onda en büyük yarayı bu kırılan sandalye açmıştı. O sırada annesi mutfağa geçip yemek yapmaya başlamıştı. Seyit bu duyarsızlığı ömür boyu unutmayacaktı. Babasına tek bir söz söylemesini beklerdi: "Yapma!" Ama annesi önce gözlerini kaçırmış, sonra da kendisi mutfağa kaçmıştı.

Seyit zaten evin içinde görünmeyen bir varlık gibi dolaşıyordu. Babasından bir şey almasını istese, karşılığı bağırma ya da tokat olurdu. Annesinden bir şey istese nadiren tamam cevabını *alırdı. Seyit, o ağır sandalye üzerinde kırıldıktan sonra, kalabalık bir dünyanın ortasında her an silinebilecek bir nokta gibi yalnız ve önemsiz hissetmeye başlamıştı. Kızı Güler'in ölümüyle de bu yalnızlık hissine yeni bir his eklenmişti; boşlukta sallanır halde asılı kalmışlık hissi... Bir ipin ucu olsa da ona tutunabilseydi, eğer varsa bir zeminin varlığını hissedebilseydi, belki her şey daha farklı olurdu. Bu zemini ona yaşamı boyunca hissettiren tek bir kişi olmuştu: Şimdi annesiyle mezarda yan yana yatan kızı Güler. Ona "annem" diye hitap ederdi. Güler farklıydı, çünkü, gözünden anlardı ne hissettiğini. Seyit dalgın olsa, üzülse Güler hemen gelip "Neyin var?" diye sorar, babasını rahatlatmaya çalışırdı. Şimdi hem annesi hem de "annem" dediği gözbebeği toprağın altındaydı.*

Günün büyük bölümünü dini kitaplar okuyarak ve ibadetle geçiriyor, katlanılmaz hislerinden uzaklaşıyordu. Ama geceleri giderek ıstırabı daha da artıyordu. Bir süre sonra ruhu ve bedeni iflas etti. Halüsinasyonlar arttı, gerçeklikten giderek koptu ve bir gün yataktan kalkarken aniden yere düşüp bayıldı. Birkaç dakika sonra kendine geldiğinde güçlükle Enver'i arayabildi, Enver hemen 112'yi aradı, marketi kapattı ve ambulanstan önce soluğu Seyit'in yanında aldı. Acil servisten girerken onları genç bir doktor karşıladı. Seyit'in tansiyonu 25'e çıkmıştı. "Bekliyordum..." dedi Enver. "Bak kendini harap ettin, ya beni arayamasaydın? Neyse merak etme iyi olacaksın."

Seyit içindeki acıyı ve korkuyu 9 yıldan sonra ilk kez bıraktı, yıllarca geceleri kendisinden başka kimsenin görmediği o gözyaşları, şimdi uluorta akıyordu.

Kendisini neredeyse tüm yakın ilişkilerinden soyutlamıştı. İnsanın olmazsa olmaz bağlanma ihtiyacını dini kitaplarda ve ibadette arıyordu. Aslında içten içe yaralarını saracak ve ona değer verecek bir kurtarıcıyı bekliyordu. Bu kurtarıcı gerçek ya-

şamında olmadığı için, ona halüsinasyonlar yoluyla ulaşmıştı. Şabah namazını iple çeken Seyit 2-3 saat kesik kesik uyuyor, sonra ezan sesiyle irkilip yataktan fırlıyordu. Abdest alıp döndükten sonra ak sakallı yaşlı adamı yan yana serdiği seccadelerden birinde görüyordu. Her gün sabah namazını onunla birlikte kılıyordu.

Hastanedeki iki haftanın ardından taburcu olunca, Enver onu kendi evine götürdü. "Bir süre bizimle kal..." dedi. "Sonra evine bırakırım seni." Kardiyoloğun önerisiyle birkaç gün sonrası için psikiyatrdan randevu aldılar. Enver, Seyit her şeyi anlatmaz kaygısıyla kendisi de psikiyatrla konuşmak istedi. Seyit, "Tamam..." dedi. "Sen de gir benimle doktorun yanına." Psikiyatr, ona depresyonun ağır bir türünü yaşadığını söyledi ve bir süre yatarak tedavi görmesini önerdi. Seyit, Enver'le göz göze geldi. Enver'in yüzündeki şefkat ve kararlılıkla dolu o ifade öyle güçlüydü ki, "Tamam!" dedi.

Yıllar sonra ilk kez, yatan hastalar, hemşireler, doktorlar ve diğer hastane görevlilerinin olduğu kalabalık bir insan grubuyla teması olmuştu. Dört kez katıldığı grup terapisinde herkesin tüm sıkıntılarını anlatması ve nasıl acı çektiklerini görmek onu şaşırttı. Dünyada neredeyse herkesin mutlu, kendisinin mutsuz olduğunu düşünürdü, ama çoğu kişinin anlattıklarında kendisinin yaşadığı o boşluk, değersizlik ve anlamsızlık duygusu vardı. Bazılarının iyi olmak için nasıl da her yolu denediğini görmek onu hayrete düşürdü. Herkes kendini iyi hissetmek için uğraşıyordu, farklı yollardan çözümler arıyordu.

Seyit ilaçların da etkisiyle giderek kendisinde bir canlılık, bir iyilik hali hissetmeye başladı. Bir gün hemşireyle hastanenin bahçesinde yürürken, güneşin hafif yakan o sıcaklığını vücudunda hissetti. Bedeni hafiflemiş gibiydi, attığı her adımı fark etmeye başladı. Bedeninde bir enerji vardı. Taburcu olurken psikiyatra kızının mezarına gitmesinin nasıl olacağını sordu, "Gidebilirsin..." dedi psikiyatr. "Yanında bir arkadaşın olursa iyi olur." Enver'le gitti mezara, Enver girişteki bir bankta onu bekleyeceğini, istediği kadar kalabileceğini söyledi. Seyit mezarın başında önce ne yapacağını bilemedi, ama dokuz yıldır derinlere gömdüğü o duygular kendiliğinden akıverdi bir anda. Ağladı, ağladı, en sonunda "Seni çok seviyorum..." dedi. Onsuz geçen günlerini anlattı uzun uzun. Gözbebeğine en sevdiği dualarını okudu. Yorgun kalbiyle oradan ayrılırken ona söz verdi: "Seni görmeye tekrar geleceğim."

Seyit'in yaşadığı durum, depresyonun en şiddetli türlerinden biridir. Yıllarca kendini kapatmış, giderek gerçeklerden kopmuş ve kalp damar sistemi de buna kayıtsız kalmamıştı. Aldığı tedaviler, onu gerçekliğe geri döndürdü. Yeniden yaşama bağlanmasını, kaybettiği kızının yasını tutabilmesini ve umudunun artmasını sağladı. Kendinden ve yaşamından vazgeçmiş olsa bile, yakın dostunun varlığı ve desteği ona ışık oldu.

Depresyondan Korunmak ve Kalp Sağlığınızı Geliştirmek İçin 10 Kural

1. Öncelikle yapılması gereken işler listenizin başına, fiziksel ve zihinsel sağlığınızı koyun.

2. Yeni sağlıklı davranışları geliştirmek için (sigarayı bırakma, beslenme tarzı vs.) bir zaman ve tarih belirleyin, gerekirse yardım alın.

3. Düzenli egzersiz yapın. Kısa bir yürüyüş bile olsa egzersizi ihmal etmeyin. Hareket etmek, sizi zihin hapishanesinden çıkarır ve bir bedeniniz olduğunu hatırlatır. Yürüyüş yapmak hem kalp sağlığınıza iyi gelir hem de depresif duygularınızı azaltır.

4. Her gün iki kez 5 dakika boyunca derin nefes egzersizi yapın. Nefes, kalp atışıyla birlikte bedenimizin kesintisiz devam eden mucizesidir.

5. Stresle başa çıkma yöntemlerini uygulayın.

6. Sosyal ilişkilerinizi güçlendirin. Güçlü ilişkiler, kalp sağlığınızı korumaya ve uzun ve kaliteli bir yaşam sürmenize katkıda bulunur Duygularınızı güvendiğiniz insanlarla paylaşmak son derece etkili bir reçetedir. Üzüntü, stres, öfke gibi olumsuz duygularınızı bir günlüğe yazın.

7. En sevdiğiniz aktivitelerin listesini yapın, bunları düzenli yapmak olumlu düşünmenize ve mutluluk seviyenize katkı sağlar.

8. Beslenmenizi gözden geçirin. Beslenme tarzınız kalp dostu mu? Kilonuz nasıl? Neleri iyileştirebilirsiniz? Gerekirse bir uzmandan danışmanlık alın.

9. Madde kullanımı ile ilgili olarak harekete geçin. Alkol, sigara ve diğer maddeler kalp ve ruh sağlığınızı bozar. Anlık bir iyilikle, kısa vadeli kazanç sağlıyor gibi görünen bu maddeler, uzun vadede kalbinizin ve ruh sağlığınızın düşmanıdır. Yaşamda rahatlatıcı birçok sağlıklı aktivite var. İyi hissetme seçeneklerinizi genişletin.

10. Depresyon ve kalp rahatsızlığı birlikteliği, aşması güç bir kısırdöngü gibi görünebilir. Beş duyu terapisi ile bedensel ve ruhsal farkındalık, depresyonu önlemede hatta üstesinden gelmede etkilidir.

Yukarda belirttiğimiz kolay uygulamalarla ruh sağlığınızda bir denge yakalayabilir, böylece bu kısırdöngünün üstesinden gelebilirsiniz. Ancak tüm bu uygulamalara rağmen depresyon belirtileri ortadan kalkmıyorsa, profesyonel destek almak gerekir.

"Kalpten Gelen İtiraf"

Edgar Allen Poe, ünlü hikâyesi "Gammaz Yürek"te yaşlı bir adamı öldüren katilin duyduğu sesi anlatır. Katil, yaşlı adamı sırf gözlerinden nefret ettiği için öldürmüştür. Planı son derece sinsice yapmış, yaşlı adamın cesedini parçalayarak döşeme tahtalarının altına saklamıştır. Katil kendisini haklı görmektedir. Yaptığı şeyden pişmanlık duymak bir yana, aksine rahatlamıştır.

Yaşlı adamın son çığlığını duyan bir komşu polisi arar. Polisler eve gelir. Katil kapıyı açar, sakin ve soğukkanlıdır. Onları içeriye buyur eder, tüm odaları gezdirir, hatta yaşlı adamı gömdüğü yatak odasında, polislere oturup dinlenmeleri için sandalye verir. Ama içten içe rahatlığını baltalayan bir şeyler vardır: Bir yandan suçluluk hissi, diğer yandan da yakalanma kaygısı. Ama o bunları fark edememektedir. Bunları ona fark ettiren bir ses duymaya başlar: Giderek şiddetlenen kalp atışları. Bu sesin kaynağı nedir? Yoksa yaşlı adam yaşıyor mudur? Katil çıldırmak üzeredir. Bu sesi bastırmak ve polislerin duymasını engellemek için her şeyi yapar, sesini yükseltir, şakalar yapar, ama nafile. Ses artarak devam eder. Katil, yaşlı adamın gözlerinden kurtulmuştur ama kalbinden kurtulamamıştır.

Aslında bu ses, katili ihbar eden kendi kalp sesinden başka bir şey değildir. Katilin suçluluk duygusu ve yakalanma kaygısı öyle yoğundur ki kendi kalbine yabancılaşmıştır. Beyni kontrolü ele almak istese de kalbini bir türlü susturamaz. En sonunda kendi "yüreği" onu gammazlar ve "Ben yaptım!" diye haykırarak işlediği cinayeti itiraf eder. Kalbinin her atışı, ona işlediği suçu hatırlatmıştır. Beyni bir suç işlediğini inkâr etmekte, hatta kendini haklı göstermektedir. Kalbi ise buna seyirci kalmamış ve katili elevermiştir.

Yazar, adeta katilin kalbini konuşturarak bilinçaltında hissettiği suçluluk ve kaygıyı yansıtmıştır. Bunda da hiç haksız değildir, çünkü kaygı duygusu, belli şartlar oluşana kadar kalpte adeta gizlice bekler.

***

İnsanlık tarihi kanlı savaşlarla doludur. Büyük orduların geniş ovalarda yaptığı bu savaşlar göğüs göğüseydi. Askerler vatanlarını savunmak için savaşırken elbette ki kaygılıydı. Onları bekleyen bir aileleri vardı. Eve dönüp dönmeyeceklerini bilmiyorlardı, ama savaşa gitmek dışında bir seçenekleri de yoktu. Vatanlarının ve ailelerinin güvende olması onlara bağlıydı.

Tarihin gördüğü en kanlı savaşlardan birisi, dokuz ay süren Kırım Savaşı'dır. On binlerce askerin Kırım'a geldiği söylenir. Onlarla birlikte buharlı gemiler de gelmiş, telgraf hatları çekilmiş ve demiryolları döşenmiş. Kırım'da neredeyse devasa bir savaş sahnesi kurulmuş. Sadece bu sahneyi görmek bile kaygı için yeterli. Bu savaş, bundan sonraki savaşların ne kadar yıkıcı olabileceğinin ilk sinyallerini vermiş.

Savaş sırasında İngiliz askerleri arasında bazı belirtiler görülmeye başlanmış. Askerler kalplerinde şiddetli belirtilerle hastanelere getiriliyormuş. Şiddetli kalp çarpıntıları, kalp ağrıları gibi şikâyetlerle gelen bu askerlerin yaşları genç ve sağlıkları son derece iyiymiş. İşin ilginci muayenelerinde kalple ilgili hiçbir sorun bulunamamış. Peki, bu belirtiler ne anlama geliyordu? Bu askerlerin yaşadıkları öylesine dikkat çekmiş ki İngiliz hükümeti bir komisyon kurmuş ve konuyu incelemek üzere doktorlar görevlendirmiş. Fakat bu inceleme ve araştırmalar bir sonuca ulaşamamış.

Uzun ve zorlu ayların ardından savaş nihayet sona ermiş. Ölen İngiliz askerleri, Üsküdar'da kurulan Haydarpaşa İngiliz Mezarlığı'na gömülmek üzere İstanbul'a getirilmiş. Yaralı askerler de tedavi için nakledilmiş İstanbul'a. Bu askerlerden birisi de

21 yaşındaki Joseph'miş. Neredeyse günaşırı kalbindeki yoğun şikâyetlerle askeri hastaneye kaldırılan Joseph'in rahatsızlığı bir türlü anlaşılamıyor ve dolayısıyla da hiçbir tedavi işe yaramıyormuş. Zamanla Joseph tükenmiş. Bir gece, savaş gemisindeki yatağında annesine mektup yazarken, Rusların ani saldırısında yaşamını yitirmiş. Ölüme o kadar yakın hissediyormuş ki mektubunun son cümlesinde annesine mezar taşına ne yazılmasını istediğini yazmış: "Yardım aradı, hiçbir yardım gelmeyince de yüzünü gökyüzüne çevirdi."

Da Costa Sendromu

Okyanusun diğer tarafında, 1862'de Amerikan İçsavaşı patlak vermişti. Tıpkı Kırım Savaşı'ndaki İngiliz askerleri gibi orada da benzer bir tablo ortaya çıkmıştı. Ortalıkta açıklanamayan bir kalp sorunu vardı. Verilen tedavilerin çok küçük bir etkisi olmaktaydı. Bu durum Amerikalı bir doktor olan Jacob Mendes Da Costa'nın dikkatini çeker. Kalpleriyle ilgili şikâyetlerle gelen askerlerin muayenelerinde, Costa kalbin tamamen normal olduğunu gözlemler. Üç yüz askerde gördüğü belirtileri, 1871'de yayımlayan Costa, bu duruma "irritable kalp" (hassas kap) adını verir. Kalpler, savaş ortamında öyle yoğun çalışıyordur ki hassasiyeti aşırı derecede artıyordur.

Bu durumun kalple değil, duygularla ilgili olduğu; kalp ve kaygı arasındaki ilişkinin adeta bir kısırdöngü ile birbirine bağlı olduğu, ancak II. Dünya Savaşı'na gelindiğinde anlaşılmış ve tedavi psikiyatriye yönelmiştir.

Hepimiz sağlık, aile, iş ya da maddi sorunlarla ilgili endişeleniriz. Ancak hiçbir neden yokken sürekli endişelenmek kaygı belirtisidir. Kaygı, vücudumuzun kendini tehdit altında hissettiğinde gösterdiği normal bir tepkidir. Tehlike algıladığımızda hem duygusal hem de fiziksel tepki veririz. Bir miktar kaygı, yaşamımız için gereklidir. Bizi tehlikelerden korur, harekete geçmemize ve hedeflerimize ulaşmamıza yardım eder. Kriz anında ya da sorun yaşadığımızda bizi motive eder. Ancak kaygı sürekli hale geldiğinde, ortada hiçbir neden ya da tehlike yokken de endişe devam eder. Bu durumda kişi, ailesi, geleceği, sağlığı, işi gibi konularda aşırı kaygılıdır. En kötü olasılıklar zihinlerinde döner durur. Kaygıları yaşamlarına sabitlenmiş gibidir. Bu kaygılara ilişkin kontrol yok olmuştur. Sıklıkla günlük yaşamlarını normal şekilde sürdürseler de belirtiler arttığında zorlanmaya başlarlar. Bazen bir kaygı sona erer, ama hiç vakit kaybetmeden başka bir konuda yeni bir kaygı başlar. Bazen kaygıyı tetikleyen bir sebep varken bazen de kendiliğinden hiçbir neden olmadan ortaya çıkar. Bu durumda kişinin vücudu ve kalbi, ihtiyacı olan sakinlik ve huzurdan mahrum kalır. Kısaca kalp hep tedirgindir.

Tedavi gerektiren kaygı, yavaş yavaş gelişir. Genellikle genç yaşlarda veya ilk yetişkinlik döneminde başlar. Belirtiler bazen artabilir veya azalabilir. Stresli zamanlarda ise çoğunlukla daha kötüdür. Çoğu kişi bu durumun kaygı olduğunu düşünmez ve fiziksel bir hastalık olarak yorumlar.

Dünya Sağlık Örgütü'nün 2017 tarihli raporuna göre kaygı bozuklukları, dünya genelindeki %15'lik oranla depresyonu takip etmektedir. Yani en sık görülen ikinci psikiyatrik sorundur. Kadınlarda görülme sıklığı erkeklerden iki kat daha fazladır. Araştırmalar Türkiye'de ise yaklaşık beş milyon kişinin kaygı bozukluğu yaşadığını gösteriyor.

Metropol yaşamı, sınavlar, en iyi üniversiteyi kazanmak, en iyi işe yerleşmek, kusursuz bir gelecek beklentisi gibi konular, kaygılarımızın çeşitlenmesine ve artmasına neden oldu. Yapılacak yığınla iş, yetiştirilmesi gereken ödevler, projeler ve bunların yanında modern yaşamın gündelik rutinimize dahil ettiği yeni kaygılar var. Her zaman sağlıklı ve güzel olma, kesintisiz iyi ve mutlu hissetme, daha fazlasına sahip olma gibi istekler kaygılarımızı üst seviyelerde tutmaya devam ediyor.

Kaygı, kalbimizin en hassas olduğu duygulardan biridir. Peki, kaygı hissettiğimizde kalbimize ne olur? Kaygı ile kalp atışlarımız hızlanır, kalp hızı değişkenliğimiz azalır. Kalp hızı değişkenliği, kalbimizin yavaşlaması veya hızlanmasındaki değişimi gösterir. Bu durum sürekli devam ederse, ritim bozukluğu ve yüksek tansiyon gibi olumsuzluklar meydana gelebilir.

Kaygı bozuklukları kalp hastalıklarının hem başlamasında hem de ilerlemesinde etkili olabilmektedir. Tam tersi de söz konusudur. Özellikle kalbiyle ilgili sorun olan kişilerde kaygı bozuklukları sık görülür. Kaygının farklı biçimleri vardır. Burada kaygının, kalp sağlığımızla bağlantılı türleri olan; yaygın kaygı bozukluğu ve panik atak üzerinde duracağız.

Yaşam Kalitenizi Düşüren Düşman: Yaygın Kaygı Bozukluğu

Sürekli kötü bir şeyin olacağı hakkında kaygı duymak, durmadan kötü senaryolar düşünmek ve bununla birlikte kaygıların kişiyi günlük faaliyetlerinden uzaklaştırması yaygın kaygı bozukluğunun belirtileridir. Nedeni bilinmese de neredeyse her zaman endişe vardır. Örneğin, hiçbir tehlike yokken kötü şeyler olacağına ilişkin sürekli bir kaygınız varsa, buna "serbest dolaşan kaygı" denmektedir. Serbest dolaşan kaygı, kaygının sabit ve belli bir konuda olmaması anlamına gelmektedir. Yani hiçbir görünür neden olmadan ansızın kaygı gelip sizi zorlamaya başlar. Kötü bir şey olacaktır, ama ne? Bu her şey olabilir. Her an kötü bir haber almaya hazırlanan kişi, hep diken üzerindedir. Kişi yaşamının kontrolünü kaygının "insafsız" ellerine bırakmıştır.

Kaygının oldukça ciddi hissedilen fiziksel belirtileri vardır, hatta bazıları kaygının kendisinden daha ön plandadır. Kaygılı kişiler, sıklıkla bunların fiziksel hastalık belirtileri olduğunu düşünürler. Çünkü bedenleri diken üstünde gibidir, rahatlayamazlar. Farklı doktorlara giderek durumu anlamaya çalışırlar. Yapılan tüm incelemeler normal çıkınca, sorunun kaygı olduğu anlaşılır.

Yaygın kaygı bozukluğunun bedenimizdeki belirtileri:

- Kalp çarpıntısı
- Nefes darlığı
- Baş ağrısı
- Baş dönmesi
- Huzursuzluk
- Yorgunluk
- Terleme
- Mide rahatsızlığı
- Sık idrara çıkma veya ishal
- Kas gerginlikleri
- Sallanma veya titreme
- Uykusuzluk

Kalp hastalıklarının nedenlerinin anlaşılmasında en önemli çalışmalardan biri, 1948'de başlayan ve halen devam eden Framingham Kalp Çalışması'dır. Bu çalışma, sigara kullanmanın kalp hastalığına neden olduğunu kanıtlayan ilk çalışmadır. Ayrıca yüksek tansiyon, yüksek kolesterol, kilo ve hareketsizlik gibi konuların yanı sıra psikolojik ve sosyal faktörlerin de kalp sağlığımız açısından önemini göstermiştir. Çalışmaya katılan insanlar, kuşaklar boyunca takip edilmiş. Yani ilk katılımcıların çocukları ve torunları da izlemeye dahil edilmiştir. Halen de devam etmektedir. Bu çalışmada, kaygı ve kalp sağlığı ile ilgili önemli bulgulardan biri şudur: Kaygı hem erkeklerde hem de kadınlarda tüm nedenlere bağlı ölüm için bir risk faktörüdür.

İsveç'te yapılan bir çalışmada da yaşları 18 ile 20 arasında değişen 50 bin genç İsveçli erkek, 37 yıl boyunca takip edilmiş. Çalışmaya göre, kaygı bozuklukları gelecekte kalp hastalığı olup olmayacağını öngörmüştür. Yüksek tansiyon ve sigara gibi ciddi risk faktörleri olmadığında bile, kaygı tek başına bir risk faktörü olarak bulunmuştur.

Yine geniş kapsamlı başka bir çalışmada, 250 bin kişinin izlendiği 20 farklı çalışma değerlendirilmiş. 11 yıl boyunca izlenen bu kişilerde, kaygının kalp damar hastalığı riskini yüzde 26, kalple ilgili ani ölüm riskini ise yüzde 48 artırdığı ortaya çıkmış. Bu da bize, kaygı düzeyimiz yüksekse kalp hastalığı ve ani ölüm riskine daha duyarlı olduğumuzu gösteriyor.

Kaygı kalp hastalığına neden olabildiği gibi, kalp hastalığı da kaygıya neden olabilmektedir. Bir kalp hastalığına verilen ilk psikolojik yanıt kaygıdır. Kalp krizi geçiren her üç kişiden ikisinin kaygı düzeyleri normalin üzerindedir. Ölümle karşı karşıya kalmak elbette ki büyük bir kaygı yaratır, ancak bu grubun yaklaşık %20'sinde, kalp krizinden sonraki 1 yıl içinde de bu yüksek kaygı devam etmektedir.

Kaygı diğer kalp hastalıklarında da sık görülen bir durumdur. Kalp yetersizliği olan kişilerin %30'unda yüksek düzeyde, %13'ünde hafif ve orta düzeyde kaygı görülüyor. Ölümcül ritim bozukluğu gelişimini önlemek için ICD cihazı takılan kişilerin %20-40'ında da kaygı görülmektedir.

Çalışmaların gösterdiği gibi, kaygı kalbimizi ölümcül bir biçimde tehdit etmektedir. Ayrıca kontrol edilemeyen kaygı, insanın tüm yaşamını altüst ederek onu yaşamdan koparmaktadır. Kalbini ve bedenini sonuna kadar zorlayarak, neler olabileceğini görmek isteyen Hakan'ın hikâyesine bakalım.

"Bedenimle Savaştayım!"

Hakan grafikleri gözden geçirmek için bilgisayarını açtı. Bu, onun için rutin bir günlük aktiviteydi. Neredeyse 10 yıldır hastane randevularını, kan tahlillerini ve kullandığı ilaçları grafiklere döküyordu. Bu kez hangi ilacın dozuyla oynayacağını düşünmeye başladı. Fark etti ki denemediği tek bir ilaç kalmıştı. Sabah ve akşam iki kez alması gereken ilacı yarından itibaren tamamen kesecekti. Hakan bedenine karşı çok acımasızdı. Aslında bir bakıma bedeni ve hastalığıyla savaş halindeydi. Ancak bu, "mücadele edip iyileşme" anlamında bir savaş değildi. Sürekli olarak ilaçlarının dozuyla oynuyor ve neler olabileceğini merak ediyordu. Bu süreç aslında çok uzun yıllar önce başlamıştı. Hakan 12 yaşındayken böbrek taşı düşürmüş ve ameliyat olmanın nasıl bir şey olduğunu merak etmeye başlamıştı. 25 yaşında kalp krizi geçirdiğinde ise kalp ameliyatını merak etmiş ve birkaç yıl sonra da kalp ameliyatı olmuştu.

Ameliyattan sonraki ilk günlerde, kendisini fiziksel olarak zorlarsa neler olabileceğini merak etmişti. Kendisini zorlamış ve tedavi ekibinin şaşkınlığı ve tepkisiyle karşılaşmıştı. Yeniden hastaneye yatmak zorunda kalmıştı. Hakan bu konudaki davranışlarını, inatçı ve meraklı biri olmasına bağlıyordu. Aslında bu inatçılık ve merak, onun bedenine sürekli işkence yapması anlamına geliyordu. Bedeni o kadar duyarsızlaşmıştı ki ne fiziksel ağrılarını hissedebiliyordu ne de duygusal ağrılarını.

Hastalık ve ameliyat konularına ilişkin geniş bir hayal dünyası vardı. Hatta ameliyatlarla ilgili fanteziler kuruyordu. Bunu ilk olarak 12 yaşında hayal etmeye başlamıştı. Bu yaş, yaşamın ona art arda darbe vurduğu yaştı. Babası ani bir kalp krizi geçirmiş ve hastaneye yetişemeden onlara veda etmişti. Annesi buna ancak altı ay dayanabilmiş ve o da bu dünyadan gitmişti. Hakan kendisinden üç yaş büyük ağabeyiyle birlikte yaşamaya başlamıştı. Birkaç yakın akrabaları onlara destek olmuştu. Hakan, kişinin yaşamında önemli bir dönem olan ergenlik evresinde yalnız kalmış, yaşamı allak bullak olmuştu.

Hastalık ve ameliyatla ilgili "hayallerine" ulaştıkça, nedenini anlayamadığı bir mutluluk hissediyordu. Ancak hastalığı ilerleyip kalp nakli yapılması gerektiğini öğrendiğinde, onun için her şey altüst oldu. Kalp naklinin ne olduğunu merak etmiyordu ve bunun için istekli de değildi. Kalp nakli ile ilgili yeterince araştırma yapmıştı, ama yine de ilk kez bir ameliyatı hayal edemedi. Kendisi ve yaşamıyla ilgili kaygıları başladı. Bu kaygılar, tedavi ekibine karşı yoğun öfkeye dönüştü. Onlarla işbirliği yapmayı reddediyordu. Hakan ilk kez ölüm korkusunu hissetmeye başlamıştı. Bu korku günden güne kaygıya dönüşerek hayatını felç etmeye başladı. Yaşadığı yoğun kaygıyı örtbas edebilmek için ilaçların dozlarıyla oynayarak kendi bedenini ve kalbini kontrol edebileceğine inanmaya başladı.

On üç yaşındayken bir gün ağabeyi, moral olsun diye onu sinemaya götürmek istedi. Hakan hemen kabul etti, mutluydu. En sevdiği kıyafetlerini giydi. Yeşil beyaz kareli gömlek ve koyu mavi kot pantolon. Aynaya uzun uzun bakıp saçlarına heyecanla şekil verdi. Ağabeyiyle Beyoğlu'nda keyifle yürümeye başladı. Sinemaya birkaç yüz metre kalmıştı ki ağabeyi bir arkadaşıyla karşılaştı ve Hakan'ı bırakıp gitti. Tutunacak tek dalı olan ağabeyinin bu davranışından sonra Hakan bir inanç benimsedi: "Yaşam risklerle dolu, güvenilmez ve öngörülemez bir şey. En sevdiklerin bile seni her an terk edebilir, kimseye güvenme." Bu inanç, yaşamının neredeyse tamamını şekillendirdi. Ne de olsa insanın başına her an kötü şeyler gelebilirdi. Bir anda zemin kayabilir ve insan boşlukta sallanmaya başlayabilirdi.

Hakan duygularını kapatmış, kendini sadece çalışmaya ve başarılı olmaya vermişti, İlişkileri soğuk ve mesafeliydi. Yakın arkadaşı yoktu. Sadece işyerinde kısa sohbetler ettiği arkadaşları vardı. Eşi ve çocuklarına da soğuktu, onlara sevgisini gösteremiyordu. Onda böyle bir duygu var mıydı, onu da bilmiyordu. Varsa neden sevgisini gösteremiyordu? Duygularını yaşayabildiği tek yer gizlice yazdığı şiirlerdi. Hayatın acımasızlığı, yalnızlık ve umutsuzluk duyguları, zihninden çıkıp kâğıda dökülüyordu.

Terapiye başlayana kadar asıl sorununun, yaygın kaygı bozukluğu olduğunu fark etmemişti. Zayıflıklarını, yaşam karşısındaki kırılganlığını birilerinin görmesi konusunda o denli kaygılıydı ki bu kaygıları yüzünden kontrolü kaybetmemek için tüm yaşam enerjisini bedeni üzerinde kullanıyordu.

Terapistinin önerisi üzerine eşiyle duygusal iletişim kurmaya karar verdi. İlk denemeler biraz sonuçsuz kaldı. Eşi de soğuk ve mesafeli bir kadındı, ama dördüncü denemede beklenmedik bir durum oluştu. Eşiyle tam dört saat sohbet ettiler, Hakan şok olmuştu. Bir anda güven ve umut hissetmeye başladı, içinden çok farklı düşünceler geçti: "Yaşamak istiyorum, sevmek ve sevilmek istiyorum, başıma gelebileceklerden korkmuyorum, elimden gelenin en iyisini yapmaya hazırım."

Kaygılarıyla yüzleşti ve en büyük kaygılarının, kalbinin tıpkı babası gibi aniden durması ve iki oğlunu bırakıp gitmek olduğunu anladı. En çok ihtiyacı olan şey de farklıydı artık, ilaçlarının dozu ile oynayarak bedenini acımasızca deney tahtası gibi kullanmaktansa, kalbine ve bedenine şefkat göstermeyi kabul etti.

Hastaneye yatmayı ve kalp nakli beklemeyi kabul etmişti. Yaklaşık dört ay sonra beklenen kalp geldi. Hazırdı. Hakan ameliyata girerken herkese söz verdi. İlaçların dozlarıyla oynamayacaktı.

Hakan'a başarılı bir ameliyatla nakledilen yeni kalp, bedeninde atmaya başladı. Bu süreçte eşi de terapi sürecine katılmış ve birbirlerini anlama ve ilişkilerini düzenleme konusunda önemli aşamalar kaydetmişlerdi. En çok ihtiyacı olan dönemde, eşinin duygusal destek vermesi, Hakan'ın umudunun artmasında çok etkili oldu. İyileşme döneminde Hakan şiir yazmaya devam etti, ama artık şiirlerinin konuları farklıydı: Sevgi, sabır ve umut. İlk şiirini yeni kalbi için yazdı.

Pusuya Düşen Kalp: Panik Atak

Aniden göğsünüzde bir sıkışma oldu. Nefesiniz daraldı, sanki içinizde patlamaya hazır bir şey var gibi. Çıkmak istiyor ama çıkamıyor. Ne olduğunu anlamıyorsunuz. Yoksa kalp krizi mi geçiriyorsunuz? Belki de sadece bir kas ağrısıdır?

Yukarıdaki durumu yaşadığınız zaman, bir hastanenin acil servisine başvurmanız gerekir mi? Çoğunlukla kişiler, bu belirtiler olduğunda acil servise gider. Ancak her göğüs ağrısı kalp krizi değildir. Acil serviste yapılan tetkikler durumu ortaya çıkarır. Örneğin, kan testlerinde kalp enzimleriniz yüksek olması ve EKG değişikliği kalp krizi geçiriyor olma durumunuzun göstergeleridir.

Panik atak, yaygın kaygı bozukluğundan farklı olarak birkaç durumla sınırlıdır: Kendi fiziksel sağlığına bir şey olacağı kaygısı ya da panik atak geçirme korkusu.

Panik atak belirtileri, kalp krizine en çok benzeyen psikolojik belirtilerdir. Çoğunlukla ikisi karıştırılır. Kalp krizi şüphesiyle acil servise başvuran kişilerin bazılarının değerlendirmelerinde hiçbir şey çıkmaz. Acil doktoru "Psikolojik bir durum" der ve kişiye psikiyatriye gitmesini önerir. Bu tür ağrılara "kalple ilgili olmayan göğüs ağrısı" denmektedir.

Panik atak geçirenler için fiziksel belirtiler öyle korkutucudur ki çoğu kişi kalp krizi geçirdiğini sanır. İlk bölümde de belirttiğimiz gibi acil servislere kalp krizi şüphesiyle gelenlerin yüzde yirmisi aslında panik atak yaşamaktadır. Ataklar genellikle on dakika içinde zirveye çıkar ve sonra belirtiler azalmaya başlar. En fazla yarım saat içinde de sona erer. Ancak bu kısa süre içinde, o kadar şiddetli belirtiler olur ki ölmek üzere olduğunuzu düşünebilirsiniz. Birçok kişi kalp krizi geçirdiğini düşünür. Yalnız kalmak istemez, çünkü yeni bir atak gelirse size yardım edecek birilerinin etrafta olması gerekir. Yeni bir atak gelene kadar da kaygı devam eder.

İlk ataklar genellikle 25 yaşından önce ve stresli bir olaydan sonra ortaya çıkmaktadır, ancak yaşam olaylarına bağlı olarak her yaşta görülebilir.

Panik atak ve kaygı durumunda ne düşündüğümüzün büyük önemi vardır. En sık görülen düşünceler şunlardır:

"Kalp krizinden öleceğim!"

"Kontrolümü kaybedebilirim!"

"Bununla baş edemem!"

Panik atak da yaygın kaygı bozukluğu gibi, kalp hastalığının gelişme ve ilerlemesi riskini önemli ölçüde artırmaktadır. Bir milyondan fazla hastanın katıldığı bir çalışmada panik bozukluğun, kalp damar hastalığı gelişimi ve kalp krizi ile ilişkili olduğu bulunmuştur.

80.000 kişinin izlendiği bir çalışmada panik bozukluğu olan kişilerin kalp damar hastalığına yakalanma riski iki kat fazla bulunmuştur. Başka bir çalışmada ise panik bozukluğu olan elli bin kişi ile olmayan üç yüz elli bin kişi karşılaştırılmış. Panik bozukluğu olan kişilerin kalp damar hastalığı gelişimi daha yüksek bulunmuş.

Şimdi bir kalp krizi sonrasında kaygının adım adım tırmanarak nasıl panik ataklara dönüştüğüne bakalım.

"Rota Yeniden Oluşturuldu: Hafifçe Sağdan Devam Edin"

"Otuz yıl..." dedi. "Nasıl geçti bu otuz yıl?" İnanamadı. Domino taşları gibi birbiri ardına yıkılan günler, haftalar, aylar, yıllar geldi gözünün önüne. Sık sık bir domino taşının altında ezilip yeniden kalkmaya alışmıştı. Kalbi ezilir gibi oldu. Bu kez emin değildi kendinden. Kalbi hastaysa yerinden nasıl kalkabilirdi ki?

Cep telefonundan Google haritaları açtı ve gideceği yeri girdi. Üç ayrı rotayı dikkatlice inceledi. Rotaların birini büyüterek üzerindeki hastanelere baktı. Anacadde üzerinde iki büyük hastane ve bir de özel hastane vardı. Ama ikisi de güven vermedi ona. Yolu değiştirmeye karar verdi. Yeni rota oluşturdu. Bu rotada yol 20 dakika uzun görünüyordu, ama güvende olacaktı. İçi rahatladı. Arabaya bindi. Navigasyonunu açtı ve yola çıktı, kalp çarpıntısı durmuştu.

Altı ay olmuştu kalp krizi geçireli. Üzerine devrilen en büyük domino taşıydı bu. Halen gerçekliğinden emin değildi. Evde sık sık hastane dosyasını karıştırıyordu: "Başvuru tarihi: 23.11.2018 Geliş nedeni: Non S MI PTCA yapıldı, hasta stabil, taburcu edildi." Bunları okuduktan sonra bir süreliğine kalp krizi geçirdiğinden emin oluyordu. Bu bir süre ona netlik kazandırsa da sonra tekrar şüpheye düşüyor ve dosyaya bakıyordu. Kalp krizi geçirene kadar hep kaygıları vardı. Kaygı onun yaşamına ilk kez 10 yaşındayken girmişti. Bir gün, anne babası ve ağabeyiyle amcasına giderken, babası aniden öndeki arabaya çarpmıştı. Cemil hemen anne babasına baktı. Babası soğukkanlı ve sakindi, ama annesi ağlıyordu. Cemil de ağlamaya başlamıştı. Kaza hafifçe atlatılmıştı. Her şey normale dönmüştü ki birkaç hafta sonra babası kanlar içinde ve üzeri perişan halde eve gelmişti. Mahallede babasından hoşlanmayan birileri babasını hastanelik edene kadar dövmüştü. Babası, annesinin yalvarmalarına ve ağlamalarına rağmen hastaneye gitmedi. Cemil yıllar sonra, annesini tüm ömrü boyunca sadece iki kez ağlarken gördüğünü söyleyecekti. Annesi hiç ağlamayan, duygularını asla belli etmeyen son derece katı biriydi. Bu ani travmalar ve annesinin ağlaması karşısında hissettiği çaresizlik, onun zihnine kaydedilmişti.

Kalp krizi geçirene kadar yaşamında birçok iniş çıkış oldu. Özellikle ergenlik dönemi kötü geçmişti. Babası ona karşı öfkesini kontrol edemiyordu. En ufak bir itaatsizliğinde onu dövüyordu. Cemil için hep bir soru işareti vardı. Babasının bir kez bile ağabeyine ya da erkek kardeşine vurduğunu görmemişti. Asıl anlam veremediği şey, babası onu döverken annesinin sessizce ve duygusuz bir yüz ifadesiyle onları izlemesiydi. Bu şiddet askerden döndükten sonra iki yıl daha devam etti. Cemil 30 yaşına birkaç ay kala trafikte yaşadığı bir tartışma yüzünden cezaevine girdi. Yirmi gün kaldıktan sonra denetimli serbestlikle çıkabildi. Bir yıl boyunca her gün sabah akşam karakola giderek imza atması gerekiyordu. İlk kalp ağrıları da cezaevinde kaldığı o günlerde olmuş, ama o ciddiye almamıştı.

Cezaevinden çıktıktan iki ay sonra kalp krizi geçirdi. Bununla yüzleşmek zordu. Kendisini tümüyle işe verdi. İş onu öyle meşgul ediyordu ki hiçbir üzüntü ya da kaygı hissetmiyordu. Ta ki ilk panik atak belirtisini yaşayana kadar... İlk panik atak olduğunda arabadaydı. Eve giderken oğluna domino seti aldı. Tatlı bir heyecan duydu. Bir an önce eve varmak için can atıyordu. Sanki 4 yaşındaki oğlu Selim, bu oyunda bir şey yapacak ve tüm bu taşlardan intikamını alacaktı. Onları alt edecekti. Ahşap kutuyu kırmızı halının ortasına koydu. Kapağını açtı ve taşları çıkar-

maya başladı. Selim'i yanına çağırdı. Evdeki oyuncaklarına benzemediği için ilgisini çeker sanmıştı, ama Selim hiç ilgilenmedi. Küçük arabalarıyla oynamaya devam etti. Dominoları kutusuna koyup salondaki masanın üzerine bıraktı. Karısına döndü, "Çok yorgunum, erken yatsam iyi olur" dedi ve odasına geçti. Tüm gece huzursuzdu, gözleri kapanıyor, tam uykuya dalacakken bir anda irkiliyordu. Birkaç kez nefes darlığı ve boğulma hissi onu yokladıktan sonra saat dörde doğru sızmıştı. Her gün rota belirlemekten bitkin düşmüştü.

Sabah uyandığında oğlu Selim'i salonda dominolarla oynarken buldu. Taşları dizerken çıkan sesler Selim'e keyif vermişti. Babasını görünce koşup ona sarıldı, "Birlikte oynayalım mı?" dedi. Cemil halının üzerine oturdu ve birlikte oynamaya başladılar. Dominolar yıkılsa da Selim hemen tekrar heyecanla diziyordu. Cemil uzun süredir hissetmediği bir şey hissetti. Tüm vücudunda tatlı bir ürperme oldu, acaba tedavi gerçekten işe yarar mı diye düşündü. Aslında tek korkusu kontrol duygusunu kaybetmekti, çünkü ailenin en önemli üyesiydi. O olmazsa işler mahvolurdu. Bir de panik atak olduğunu söylerse, babasının gözünde hepten düşerdi. Onu işyerinden yine uzaklaştırır, "Hastasın sen, dinlen artık" derdi. İlk kez bir şeyler yapması gerektiğini düşündü ve eşini dinlemeye karar verdi.

Mutfakta kahvaltı hazırlayan eşinin yanına gitti, ona sarıldı. Kendisi için bir psikiyatr bulmasını istedi. Eşi gözyaşlarını tutamadı, "Tamam..." dedi. "Nihayet kabul ettin, bugün hemen halledeceğim." Cemil ilaç tedavisi yanında 4 ay süren pozitif psikoterapi seansı aldı. Şimdi 5 yaşında olan oğluyla her domino oynadığında aynı umudu yüreğinde hissediyor. Navigasyonu sadece hiç gitmediği bir yeri bulmak için açıyor. Kendine ve kalbine daha çok güveniyor. Oğluna baktığında hayatın mucizesini görüyor ve şunu söylüyor: "Herkes oğlumu bana benzetiyor, ben çok şanslıyım." Hayata bakışını da değiştirdi; eskisi gibi "Kendimi en kötüsüne hazırlarım, iyiyse benimdir" diye düşünmüyor, onun yerine, "İyi şeyler olacak, kötü bir şey olursa da çözmek için elimden geleni yaparım" diyor.

Kaygıyı Nasıl Yönetebiliriz?

Kaygıyı besleyip büyütmek inanılmaz derecede kolaydır. Bu, tam da beynimizin istediği şeydir. Daha önce de bahsettiğimiz gibi, beyin olumsuza yatkındır. Ancak kaygı konusunda farkındalığımızı artırabiliriz. Yaşamımız zihnimizin içinde dönüp duran düşüncelerden etkilenir. Kaygı da aynı yolu izler. Kendini sakinleştirmeye çalışan bir kişi, kaygısını daha rahat kontrol ederken, kontrolü kaybeden kişi kaygı sarmalında sıkışıp kalır.

Aşağıda, kaygı ile başa çıkmanıza yardım edecek bazı teknikler var. Her birini deneyip, sizin için hangisinin en etkili olduğunu keşfedebilirsiniz. Bazen bir teknik daha çok işe yararken başka bir zamanda farklı bir teknik işe yarayabilir. Önemli olan pratik yapmanız. Ne kadar çok pratik yaparsanız, o kadar etkili ve kalıcı olacaktır. Bu teknikleri uygulamak, kalp sağlığınıza yapacağınız etkili yatırımdır.

1. Mantıksız Düşüncelere Meydan Okuyun

Mantıksız düşünceler, kaygıyı artırmaktadır. Düşüncelerimizin, duygularımızı ve davranışlarımızı nasıl etkilediğini hatırlayın. "Kötü bir şey olacak!" düşüncesi, giderek detaylı düşünmenize ve kaygınızın artmasına neden olur. Bu aşamada kaygınızı sorgulamaya başlayın.

Sizi kaygılandıran bir düşünce seçin ve kendinize şu soruları sorun:

Çalışmalar günde ortalama 300 mg kafeini aşmamayı öneriyor. Ancak kaygınız varsa bu miktarı azaltabilir, papatya çayı ve lavanta çayı gibi sakinleştiren çaylar içebilirsiniz. Aşağıda, günlük tükettiğimiz bazı içeceklerdeki kafein oranları verilmiştir:

- Türk kahvesi 60 mg
- Bir bardak filtre kahve 75 mg
- Bir bardak çay 50 mg
- Bir kutu kola 50 mg
- Bir kutu enerji içeceği 80 mg

6. Aşamalı Kas Gevşetme ile Bedeninizi Kaygıdan Arındırın

Kaygı, kaslarımızda gerginlik yaratmaktadır. Bilinçli olarak kaslarımızdaki gerginliği azaltmak, vücudumuza huzur getirir ve kaygıyı hafifletir. Kaslarınızı sessiz bir ortamda, rahatlatıcı bir müzik eşliğinde gevşeterek, tüm gün bedeninizde biriken gerilimi azaltabilirsiniz. Aşağıdaki basit adımları izleyin:

• Rahat ve sessiz bir yerde oturun. Gözlerinizi kapatarak 5 derin nefes alın.

• Önce sağ elinizi yumruk yapın, sıkın. Elinizdeki gerilime dikkatinizi verin. Birkaç saniye sonra yavaş yavaş parmaklarınızı açın. Elinizdeki gerginliğin nasıl yok olduğuna dikkat edin. Aynı şekilde sol elinizi gerin ve bırakın.

• Vücudunuzdaki tüm kas grupları için aynı germe ve serbest bırakma işlemini yapın: Kollarınız, bacaklarınız, omuzlarınız, sırtınız...

"Bu düşüncem doğru mu?

"Doğruluğuna dair kanıt var mı?

"Bu korkunun gerçekleşme olasılığı nedir?

"Bu korku gerçekleşirse, bundan bir hafta, bir ay ve bir yıl sonra halen önemli olacak mı?"

2. "4-7-8" Rahatlatıcı Nefes Egzersiziyle Kalbinizi Derinden Rahatlatın

Nefes egzersizleri, bedenimizde derin bir rahatlama yaratır. Nefesimizi bir süre tuttuğumuz egzersizler ise organlarımıza ve dokularımıza daha çok oksijen sağlar. Doktor Andrew Neil tarafından geliştirilen 4-7-8 tekniği bunlardan birisidir. Neil, bu nefes egzersizini sinir sistemimiz için doğal sakinleştirici olarak tanımlamıştır.

• Rahat bir yere uzanın ya da oturun (uzanmak daha etkili). Dilinizi üst öndişlerinizin arkasına yerleştirin.

• İlk olarak ağzınızdan nefes verin.

• Dudaklarınızı kapatın ve içinizden dörde kadar sayarak burnunuzdan nefes alın.

• Yediye kadar sayarak nefesinizi tutun.

• Sekize kadar sayarak ağzınızdan nefesinizi verin.

Bu nefes egzersizini günde en az iki kez yapın. Bu şekilde dört nefes alarak başlayın, kademeli olarak zamanla sekiz nefese kadar artırın. Egzersizin en önemli kısmı, nefesinizi yediye kadar sayarak içinizde tutmadır. Bu nefes egzersizi, sinir sistemimiz için oldukça yararlıdır. Etkisi zamanla güçlenerek artar. Kaygı sizi ele geçirdiğinde hemen bu nefes egzersizini yapın.

3. Meditasyon Yaparak Kalbinizi Dinginleştirin

Düzenli meditasyon yapmak, kaygıyı belirgin şekilde azaltmaktadır. Çünkü zihnimizi kemiren düşünceler, meditasyonla bir köşeye sıkışır ve sesleri cılızlaşır. Meditasyon tüm bedeni sakinleştirir, vücudumuzu doğal dengesine getirerek tansiyonu dengeler, kalbimizi yumuşak ritmine geri döndürür. Meditasyon uygulamalarını, internetten ya da cep telefonunuza indirerek rahatlıkla yapabilirsiniz.

4. Aromaterapi Yağlarıyla Rahatlığa Yolculuk Yapın

Etkisi yüzlerce yıldır bilinen aromaterapi yağları, bedenimiz ve ruhumuz için olağanüstü yatıştırıcı etkilere sahiptir. Aromaterapi, kaygıyı azaltan doğal bir yöntemdir. Ruh halini iyileştirir, uyumaya yardımcı olur, kalp hızını ve kan basıncını düşürür. Kaygı için özellikle aşağıdaki yağlardan yararlanabilirsiniz:

Lavanta Yağı: Çalışmalar lavanta yağının duygusal hafızamızla ilgili olan limbik sistemi etkileyerek kaygıyı yatıştırdığını gösteriyor. Almanya, İngiltere ve Avusturya'da yapılan çalışmalar, 8 haftalık kullanımda kaygı belirtilerini, en az kaygı giderici ilaçlar kadar azalttığını göstermiştir.

Gülyağı: Çalışmalar, gülyağının kaygıyı azalttığını gösteriyor. Örneğin 2014 tarihli bir çalışmada, kadınlarda doğum esnasındaki kaygı üzerinde etkili olduğu bulunmuştur.

Kediotu Yağı: Kaygının ve gerginliğin neden olduğu uykusuzluk sorununa iyi gelmektedir.

Bergamot Yağı: 2015 tarihli bir çalışmaya göre bergamot yağı, kaygıyı azaltmakta ve ruh halini iyileştirmeye yardım etmektedir.

Bu yağları koklayarak, yastığınıza damlatarak ya da burun kenarlarınıza sürerek kullanabilirsiniz. Amaç burnunuzdaki koku alıcılarını uyararak sinir sisteminize mesaj göndermektir. Aromaterapi yağlar, rahatlatıcı etkiyi kimyasal ilaçlar gibi hızlı ve ani değil, nahif ve nazik bir şekilde yapmaktadır. Etkisi, nefes egzersizleri gibi zamanla artar ve rahatlamayı kalıcı hale getirir.

5. Bitkileri ve Bitki Çaylarını Deneyin

Bazı bitkiler rahatlamak için oldukça etkilidir. 2009'da yapılan bir çalışmaya göre, papatya kapsülleri yaygın kaygı bozukluğuna iyi gelmektedir. Bu çalışma, papatya kapsüllerinin hafif ve orta düzeyde yaygın kaygı bozukluğu için faydaları olduğunu göstermiştir. Yaygın kaygı bozukluğu olan 60 kişinin yarısına, 8 hafta boyunca Alman papatya özü içeren kapsüller (220 mg) verilmiştir. Verilmeyen grupla karşılaştırıldığında kaygı belirtilerinde önemli bir azalma görülmüştür.

6. Kafein Tüketimini Azaltın

Yaygın kaygı bozukluğu belirtilerinde yüksek miktarda kafein almak iyi bir seçim değildir. Az miktarda kahve sizi uyarabilir, yorgunluğa iyi gelir. Ama yüksek miktarda kafein, kaygı, gerginlik ve titremeye neden olabilir. Bazı çalışmalar kafeinin kaygıyı alevlendirdiğini göstermektedir. Avrupa Gıda Güvenliği Ajansı, kafein limitlerini aşmanın, kaygı ve uyku sorunları yanında kalp ritim bozuklukları ve kalp yetmezliğine neden olabileceğini açıklamıştır. Kafein alımını sınırlamak, kaygı belirtilerini ve panik atakları azaltır. Çok fazla kafein tüketiyorsanız, bunu azaltmak kaygınızı hafifletebilir.

7. Farkındalığınızı Artırarak Anda Kalmayı Öğrenin

Kaygı gelecekle ilgilidir. Farkındalıkla anda kalarak, zihninizi şu ana getirebilirsiniz. Aşağıdaki adımları izleyin:

- Sessiz bir yerde oturun ve gözlerinizi kapatın.
- Nefes alıp verişinize odaklanın.
- Şimdi duyularınızı etrafınıza yönlendirin. Duyduğunuz sesler, gördüğünüz şeyler, kokladığınız kokular, dokunarak hissettiğiniz şeyler neler?

4. BÖLÜM

STRES VE KALP

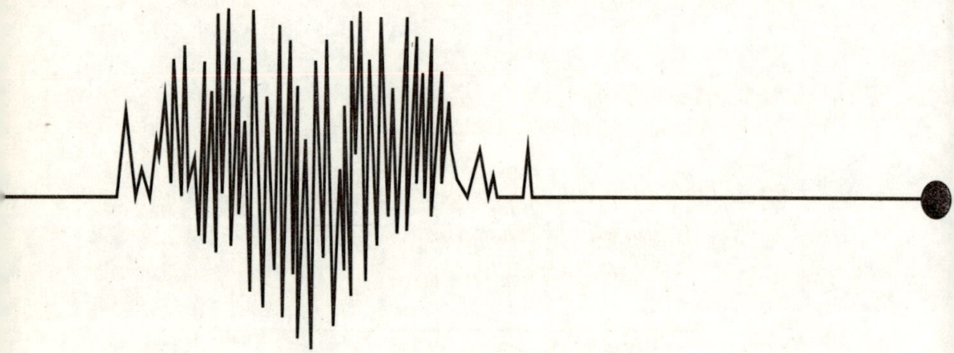

"Strese karşı en büyük silahımız, bir düşünceyi bırakıp, diğer düşünceyi tercih edebilme yeteneğimizdir."

– William James

"Elem-i Asabi"

Birden göğsünün ortasından sol kolunun dirseğine kadar yayılan çok şiddetli bir ağrı hissetti. Terden vücudu sırılsıklam oldu. Ağrılarını kimseye hissettirmek istemedi, ancak dayanılacak gibi değildi. Başı masaya düştü. Şanslıydı; Sağlık Bakanı Dr. Refik Saydam öğle yemeğinin konukları arasındaydı. İlk müdahaleyi o yaptı. Atatürk, odasına yatırıldı. Kalp krizi geçirmişti.

Bünyesi pek sağlıklı değildi. Sağlıklı olması da mümkün değildi zaten. Ömrü cephelerde geçmişti. Trablusgarp Savaşı'nda gözlerinden rahatsızlanmıştı. Birinci Dünya Savaşı'nda böbreklerinden rahatsızlanmıştı. Sakarya Savaşı'nda ise attan düşüp kaburga kemiklerini kırmıştı. Ancak, ilk kez kalp krizi geçiriyordu. Sebebi, aşırı yorgunluk ve stresti. Cumhuriyet'in ilanı sancılı olmuştu. İstanbul gazetelerinde sürekli eleştiri yazıları çıkıyordu; hilafeti savunuyorlardı. Başta Rauf Orbay olmak üzere, dava arkadaşları açıktan açığa cumhuriyet fikrini eleştiriyordu. Hükümet krizi zor atlatılmıştı ve aslında tüm bu siyasal olayların temelinde Cumhuriyet'in ilanı ve Atatürk'ün cumhurbaşkanı seçilmesi vardı.

Cumhuriyet'i ilan etmiş ve cumhurbaşkanı seçilmişti... Ama bu olaylar sağlığına mal olmuştu. İlk krizi çabuk atlatmıştı. Fakat bu son olmayacaktı. İki gün sonra, 13 Kasım 1923'te Çankaya Köşkü'nde Atatürk, öğleyin Köşk'ün bahçesinde yürüyüşe çıktı. Köpeği Foks'la oynadı. Onun için Foks'la zaman geçirmek, stresten kısa da olsa kurtulmanın özel bir yoluydu. Yorulduğunu hissetti. Bahçedeki masaya geçerek, kahve istedi. Kahvesinden bir yudum almıştı ki sandalyeden yere düştü.

Yine kalp krizi geçiriyordu. Onu odasına taşıdılar. Baygındı. Hava alması için odanın pencereleri açıldı, burnuna kolonya koklatıldı. Kolundan iğne yapıldı. Kendine gelir gibi oldu. Sorulara yanıt vermiyordu. Sadece yattığı yerden neler olduğunu anlamaya çalışıyordu.

İki gün içinde iki kalp krizi geçirmesi üzerine, İstanbul'dan kalp doktoru Prof. Neşet Ömer İrdelp çağrıldı. Doktor İrdelp, Ankara'ya geldi ve Atatürk'ü iyice muayene etti. Teşhisi aynıydı; çok çalışmaktan ve stresten ileri gelen "elem-i asabi" kalp krizlerine neden olmuştu.

***

Stres, 20. yüzyıldan itibaren en sık kullandığımız kelimelerden birisi oldu. Türkçede stresin kelime anlamı *zorlanma*. Stres kelimesi aslında fizik biliminden ödünç alınmış. 17. yüzyılda yaşamış olan fizikçi Robert Hook, stres kelimesini ilk kullanan kişi. Stresi "esnek nesne ve ona uygulanan dış güç" olarak tanımlamış. Fizikte stres, fiziksel bir nesne üzerinde gerginlik yaratan güç anlamına geliyor.

Stres kavramının insan bedeni ve psikolojisi ile ilgisi esasen savaşlarda, askerlerin yaşadığı belirtilerle dikkat çekmeye başlamıştır. "Öfke, Depresyon, Kaygı ve Kalp" bölümünde de değindiğimiz gibi, Amerikan İçsavaşı'nda savaşan askerlerde, bugün stres belirtileri olarak tanımladığımız belirtiler görülmüştür. Dr. Costa bu vakalara "asker kalbi" adını vermiştir. Bu belirtilerin bir kısmı daha sonra bir kaygı bozukluğu olan "Post Travmatik Stres Bozukluğu (PTSB)" adı altında sınıflandırılmıştır.

20. yüzyılın gördüğü iki büyük dünya savaşı ise insanın stresle ilişkisi açısından önemli araştırmalara aracılık etmiştir. İkinci Dünya Savaşı'ndan sağ kurtulan askerler ve Nazi kamplarından kurtulan kişilerde hep benzer tepkiler görülmüştür. Kelimeyi sağlık bağlamında ilk kullanan isim Kanadalı araştırmacı Hans Selye, stres araştırmalarının öncüsü sayılıyor. 1920'lerde hastanelerde farklı nedenlerle yatarak tedavi gören hastaların, fiziksel stres altında olduğunu düşünmüş. Bu kişilerin beden işlevlerinde düzensizlikler, stres hormonlarının salgılanmasına neden oluyor. Selye bu duruma "Genel Uyum Sendromu" adını vermiş. Selye,

stresin insan sağlığını etkilediği konusunda görüş ortaya atan önemli bir araştırmacı. Genel Uyum Sendromu'nun ise üç aşaması olduğunu yazmış:

1. Alarm tepkisi: Stresin ilk aşamasında ortaya çıkan "savaş ya da kaç" tepkisi. Bu evrede stres hormonları olan kortizol, adrenalin ve noradrenalin salgılanır. Çok fazla adrenalin kan basıncını artırarak kalp ve beyin damarlarına zarar verebilir.

2. Direnç: Alarm tepkisi devam ettiğinde, beden bu gerginliğe alışmaya başlıyor. Ancak bu iyi bir uyum sayılmıyor. Çünkü tüm enerjiniz stres tepkisine yoğunlaşıyor.

3. Tükenme: Uzun süre strese maruz kalmanın son aşaması. Vücut direnci düşüyor, bağışıklık zayıflıyor. Bu durum kişileri ciddi enfeksiyonlara yatkın hale getiriyor, bazen de kalp krizi gibi durumlara neden olabiliyor.

Selye'ye göre: "Her stres silinemez bir yara izi bırakır ve organizma, stresli bir durumdan sağ çıkmanın bedelini biraz daha *yaşlanara*K öder."

Stres yaşamımızın normal bir parçasıdır. Vücudumuz stresle başa çıkmak için belirli bazı tepkiler verir. Stres, sempatik sinir sistemimizin biyolojik bir durumu olarak, tehlikelere karşı "savaş ya da kaç" tepkisini ortaya çıkarır. Tarihöncesi zamanlarda, bu tepki yaşamsal bir öneme sahipti. Çünkü hayatta kalmak isteyen ve kendilerini korumak isteyen atalarımızı tehlikelerden koruyordu.

Doğadan Almamız Gereken Ders: Zebralarda Stres Yönetimi

Robert Sapolsky, *Zebralar Neden Ülser Olmaz* adlı kitabında, önemli bir noktaya işaret ediyor:

"Ormanda dolaşan bir zebra aniden bir aslanla karşılaşır. Aslan zebrayı kovalamaya başlar. Bu, hayatta kalmak isteyen zebra için yaşamsal bir strestir. Zebra yaşadığı bu stresle, normalde koşabileceğinden çok daha hızlı koşar ve aslan saldırısından kurtulur. Yani stres sona erer. Zebra olağan günlük yaşamına döner. Aslanın bir daha ne zaman karşısına çıkacağı konusunda strese girmez. Günümüzde bizim yaşadığımız stres ise çok farklı. Peşimizde koşan ve bizi parçalamaya çalışan aslanlar yok. Ancak stres günlük yaşamımızın neredeyse ayrılmaz bir parçası oldu. Yani stres kaynağı olmasa da stres devam ediyor ve dolayısıyla vücut stres tepkilerini sürekli uyanık tutmak zorunda kalıyor. Aslan ormanda bir yerlerde dolaşıyor, ancak biz her an yol üzerinde karşımıza çıkabilir korkusuyla yaşamaya devam ediyoruz. Stres uzuyor ve sürekli savaş ya da kaç tepkisi üreten vücut bitap düşüyor. Yani başlangıçta bize yararlı olan stresin uzaması, bağışıklık sistemi de dahil vücudun ve organların çalışmasını felce uğratıyor."

Sapolsky, bizi parasal sorunlar, aile ilişkileri, trafik gibi stres kaynaklarını bir tarafa bırakıp bir saniyeliğine bir zebra gibi düşünmeye davet ediyor. Zebralar için yırtıcı hayvanlar tarafından parçalanma korkusu en büyük strestir. Tüm gün yaşamımızdaki stresler hakkında düşünmek, sürekli yırtıcı hayvanlar tarafından kovalanma korkusu gibidir. Bu da vücudumuz için bir felaket anlamına gelir. Çünkü bu stresleri düşünmek bile gerçek bir aslan tarafından kovalandığımızdaki vücut yanıtını harekete geçirir. Zebranın gelecekteki saldırılar ile ilgili bir kaygısı yoktur. Böylece stres cevabı sürekli olmaz, bu da onu ülserden korur. Biz insanlar ise stres tepkilerini çok uzattığımızda hastalıklara açık hale geliriz. Bu hastalıkların başında da hipertansiyon ve kalp hastalıkları gelir.

Modern şehir yaşamı, yoğun iş temposu ve giderek artan ihtiyaçlar listesi, üzerimizde hem fiziksel ve hem duygusal stres yaratıyor. Huzur ve mutluluk tanımlarımız değişti: Daha iyi kariyer, daha çok para kazanma vs. gibi hedefler zirveye yerleşti. Ayrıca bu yaşam bizi doğadan kopararak, alışveriş merkezleri gibi beton yapılara yönlendirdi. Hedeflerimize ulaşmak için çalışmak ise mutluluktan çok stres yaratmaya başladı. Çalışmalar, her on kişiden yedi tanesinin iş stresi yaşadığını gösteriyor. Yaşamımızda meydana gelen olumsuz ya da olumlu değişiklikler stresi tetikler, bu doğaldır. Yaşam hiçbir zaman sabit değildir, sürekli bir değişim vardır. Değişim ise belirsizlik yarattığı için stres anlamına gelir. Değişimlere nasıl yanıt vereceğimizi ise biz belirleriz.

Peki, stres insan bedenine ne yapar?

- Kalp çarpıntısı
- Baş ağrısı
- Uyku sorunları
- Sinirlilik
- Mide sorunları
- Karın ağrıları
- Yeme sorunları
- Cilt sorunları

Stresin yıkıcı etkisi, önce psikolojik ve giderek fiziksel durumumuzu etkiliyor. Yani stres, belli etmeden bedenimizde fiziksel bir hastalığa dönüşüyor.

Stresten en çok etkilenen hastalıklar ise şunlar:

- Hipertansiyon

- Kalp hastalığı
- Cinsel işlev bozukluğu
- Cilt sorunları
- Depresyon
- Astım
- Baş ağrısı
- Ülser

Stresin etkileri herkeste farklı şekillerde kendini gösterebiliyor. Kronik stres, vücudun bağışıklık sisteminin çökmesine neden oluyor.

Şimdi de kalbin stresle ilişkisine bakalım.

Duygusal stres, vücudumuzda zincirleme bir tepkimeye neden olur. Bu tepkime bir domino taşı etkisi gibi kendisini gösterir. Kızgın, endişeli, gergin, hüsrana uğramış, korkmuş veya üzgün hissettiğimizde, stres hormonları serbest bırakılır. Bu hormonlar, vücudumuzu stresle başa çıkmak için hazırlayan kortizol ve adrenalini içerir. Böylece kalbimiz daha hızlı atmaya başlar, nefes alıp verişimiz hızlanır ve kan damarlarımızda büzüşmeler oluşur. Bu bizim hayatta kalmamız için mükemmel bir mekanizmadır. Ancak, bu mekanizma sık sık tetiklenirse fiziksel ve ruhsal sağlığımızı altüst eder. Bilimsel çalışmalar, yüksek kortizol hormonunun kan basıncı ve kolesterol düzeylerini etkilediğini gösteriyor. Stres, ayrıca kalp damarlarında plak birikimlerini oluşturabilen değişikliklere de yol açabilir.

Eğer sadece ara sıra strese giriyorsak, bedenlerimiz bu durumla başa çıkmak için yeterli donanıma sahiptir. Bu problemi çözmekte zorlanmaz. Ancak bedenimiz sürekli strese maruz kalırsa bununla başa çıkamaz.

Stresiniz azaldıktan sonra, kan basıncınız ve kalp atış hızınız normale dönmelidir. Ancak sürekli stres altındaysanız, vücudunuzun iyileşme şansı yoktur. Bu, kalp damarlarınızın zarar görmesine neden olabilir. Stresin tek başına yüksek tansiyon veya kalp hastalığına neden olduğu net olmamakla birlikte, dolaylı bir risk oluşturduğu ve aynı zamanda genel sağlığımızı olumsuz etkilediği kabul edilmektedir.

Bir araştırmaya göre, insanlarda stres iki şekilde etkili oluyor: Stres bazılarında kalbin şiddetli kan pompalamasına, bazılarında ise damarların sertleşmesine yol açıyor. Stresin kalbi zorlamasıyla tansiyon yükseliyor ve damarların sertleşmesiyle de kan dolaşımı olumsuz etkileniyor.

52 ülkeden 25 binden fazla kişinin incelendiği interheart çalışmasında, kronik stresin kalp krizi ile ilişkisi araştırılmış. Kronik stresin varlığının kalp krizi riskini iki kat artırdığı ortaya çıkmıştır.

Kadınlar ve erkeklerin kalpleri stresin farklı biçimlerinden etkilenir. Kadınların kalbi evlilik stresinden, erkeklerin kalbi ise iş stresinden daha fazla zarar görmektedir.

Yönetilmeyen Stresin Kalbimize Maliyeti Nedir?

Harvard Üniversitesi'nde yapılan bir çalışma, kronik stresin kalp krizi ve inme riskini artırabildiğini göstermiştir. Daha önceki çalışmalar, stresin davranışsal faktörler üzerindeki risk etkisine odaklanmıştı. Bu çalışma ise ilk kez, insanlarda stresin nasıl kalp hastalığına bağlandığını ortaya çıkardı. Çalışmaya göre, kronik stres beyindeki duygu işleme bölgesinde yüksek aktiviteye bağlanıyor ki bu da kalp ve dolaşım hastalığının gelişme riskini artırıyor. 293 kişinin beyin taramaları yapılmış ve bu kişiler 2-5 yıl arasında takip edilmiş. Bu kişiler stresli olduklarında, amigdala (duygularla ilgili beyin bölgesi) fazladan beyaz kan hücresi üretmek için kemik iliğine sinyal gönderdiği görülmüştür. Bu durum, damarların iltihaplanmasına neden oluyor. İltihaplanma ise kalp krizi ve inmeye yol açıyor. Bu süreç daha önce hayvan deneylerinde açıkça gösterilmişti. Bu çalışma, sürecin insanlarda da aynı şekilde işlediğini göstermiştir.

Stresle karşılaşan amigdala, hipotalamusa tehlike sinyali gönderir, buradan da vücudun geri kalan kısmına "savaş ya da kaç" için hazır olması mesajı iletilir. Duygularla ilgili bölümde de bahsettiğimiz gibi amigdala, beynimizde badem şeklinde küçük bir bölgedir. Görevi korku, kaygı ve stres gibi yoğun duygularımızı işlemektir. Yukarda bahsedilen çalışma, amigdaladaki yüksek aktivitenin kalp krizini tetikleyen bir dizi olayı tetikleyebildiğini açıkça ortaya koymuştur.

Peki, herkes korku dolu bir dış uyarana aynı amigdala tepkisiyle mi yanıt verir? Hayır. Burada kişinin algısı devreye girer. Bazı olaylar bir kişi için oldukça stresli ve korkutucu iken bazıları için yaşamın olağan durumlarından biri olarak algılanabilir. Bu stresli durumu nasıl algılarsak, amigdalanın fizyolojik yanıtı da ona göre oluşur. Bu nedenle stres söz konusu olduğunda ne düşündüğümüze, nasıl hissettiğimize ve davrandığımıza dikkat etmemiz önemlidir.

Hepimizi strese sokan durumlar farklıdır. Bazılarımız bir duruma şiddetli tepkiler verirken, bazıları bu durumda rahat hissedebilir. Bu anlamda farklı stres türlerinden bahsetmemizde yarar var. Üç tür stres vardır:

1. Ani Gelen Misafir: Akut Stres

En yaygın stres türüdür. Günlük yaşamda sık sık karşımıza çıkar. İşyerinde beklenmedik bir tartışma, aniden çıkan bir ödeme, önemli bir toplantıya geç kalmak, bir sınavı kaçırmak gibi... Ayrıca bir kazaya tanık olmak, işten çıkarılmak, bir hastalığınızın olduğunu öğrenmek, deprem, yangın gibi afetlerle karşı karşıya kalmak akut stres örnekleridir. Genellikle beklenmedik durumlara verdiğimiz tepkidir. Bazen bizi hedeflerimize ulaştırma konusunda bu stres türü işe yarasa da fazla olduğu zaman baş ağrıları, tansiyon, depresyon gibi tablolara neden olmaktadır. Daha önemlisi, aniden gelişen bu stresi izleyen aylarda kalp krizini tetiklenebilir. İsviçre'de 170 bin kişinin verilerinin incelendiği bir çalışmada, akut strese bağlı psikiyatrik tanı alan kişilerin, bir yıl içinde kalple ilgili bir sorun yaşama olasılığının yüzde 64 daha yüksek olduğu bulunmuştur.

Şok edici veya tehlikeli bir olaya maruz kalma sonucu bazı kişilerde oluşan post travmatik stres bozukluğu ise hipertansiyon yüksekliği, kalp damar hastalıkları ve ritim bozuklukları ile bağlantılı bulunmuştur. Ayrıca travmatik bir olaya maruz kalan ve PTSD tanısı alan kişilerde, kalp yetmezliği de gelişebilmektedir. Tayfun'un hikâyesi, akut stres hakkında verilebilecek iyi bir örnektir.

Tayfun spor salonunda sıkı bir antrenmanı henüz bitirmişti. Yüzü gülüyordu, her ter onun için adeta bir mutluluk damlasıydı. Vücut geliştirme yarışmalarında aldığı birçok derece yıllar içinde onu spora iyice bağlamış, yaşamının ayrılmaz bir parçası haline getirmişti. Başlarda bir hobi olarak başlayan bu merak, yakın zamanda onun mesleği haline gelmiş, arkadaşları ile bir şirket kurup İstanbul'da bir spor salonu açmıştı. Oldukça başarılı olan bu girişimde, Tayfun'un sosyal zekâsı çok önemli rol oynamıştı. İriyarı ve kaslı görüntüsünün arkasında oldukça nahif ve duygusal bir karakterdi Tayfun. Havlusu ile yüzünü sildi ve antrenman sırasında hiç bakmadığı cep telefonuna eli uzandı. Peş peşe gelen 12 cevapsız aramayı görünce telaşlandı. Arayan teyzesiydi. Hemen teyzesini aradı. Annesinin kalp krizi geçirdiği ve hastaneye kaldırıldığı haberini alınca şok olmuştu. Alelacele hastaneye koştu. Bütün akrabalar hastane bahçesin-

deydi. "Annem nasıl, kötü bir haber yok değil mi?" diye koşarak haykırdı kalabalığa. Kuzeni kucakladı onu, "Birazdan doktor bilgi verecek" dedi. Yoğun bakım önüne geldi, bu sırada koridorun sonundaki kapı açıldı ve annesinin doktoru onlara doğru yürümeye başladı. Doktorun her adımı Tayfun'un ömründen bir sene alıyordu sanki. "Annem nasıl?" dedi titreyen bir sesle. "Durumu kritik, solunum cihazına bağlamak zorunda kaldık" dedi doktor. Cümlenin tamamlanması ile o kocaman bedeninin yoğun bakım önüne yığılması bir oldu.

Gözlerini açtığında yoğun bakımdaydı ve karşısında annesinin doktoru vardı. Bilincini yitirdikten sonra bir gün yoğun bakımda kalmıştı. Doktor, "Geçmiş olsun..." dedi ve ekledi: "Korkuttun bizi, annen solunum cihazından ayrıldı, rahat nefes alabiliyor. Ancak yaşadığın stres sonucunda hayatına mal olabilecek bir ritim bozukluğu yaşadın. Sana kalp pili takma ihtimalimiz var."

2. Bir Türlü Kalkmak Bilmeyen Misafir: Epizodik Stres

Akut stresi sık sık yaşadığınız zaman epizodik stres ortaya çıkar. Bu stres, evinize gelen ama bir türlü kalkmak bilmeyen bir misafire benzer. Eğer sürekli bir endişe, acele ve koşuşturma halindeyseniz, bu tür bir stres yaşıyorsunuz demektir. Genellikle A Tipi kişilikler bu tür stresi yaşar. Gereğinden fazla sorumluluk alan, yaşamdan ve insanlardan beklentileri yüksek olan bu kişiler, sıradan olaylara dahi yoğun tepkiler verir. Aslında yaşamın her köşesinde bir felaket görürler. Bu durumdayken de en küçük şeylere bile öfkelenebilir, küçük sorunlara büyük tepkiler verebilirler. Kötümser bakış açısıyla tüm yaşamlarını bulandırabilirler. Ne yazık ki bu tür stres kalp sağlığımızı bozabilir. İşte Ali'nin hikâyesi de buna çok iyi bir örnek.

Ali bir şeyler atıştırmak için fastfood restoranına girdi, önünde beş kişi vardı. Saatine baktı, sonra kasiyere baktı. "Ne kadar yavaş hareket ediyor" diye düşündü. İlk sırada bekleyen müşteri kararsızdı. Bir türlü sipariş veremiyordu. Ali sinirlendi, yüksek sesle, "Lütfen acele eder misiniz?" dedi. Herkes dönüp ona baktı. Sıra en sonunda ona geldiğinde sabrı tükenmişti. Tepsisini alıp pencere kenarındaki masaya oturdu. Kasiyerin tuz koymadığını fark etti. Sinirle kalkıp kasaya gitti ve gergin bir sesle tuz istedi. Yemeğini hızlı hızlı yedikten sonra çabucak ofisine geri döndü.

Akşam elinde birkaç dosya ve dizüstü bilgisayarıyla evine geldi. Yetişmesi gereken yığınla iş vardı. Selin sofrayı hazırlamış onu bekliyordu. Kızları olmadan geçen ilk haftalarıydı. Kızının üniversite için başka bir şehre gitmesiyle yalnız hissetmeye başlayan Selin, "Biraz sohbet etsek Ali" dedi. "Çok işim var. Hemen yemeği yiyip çalışmam lazım" dedi Ali. Dizüstü bilgisayar çantasını açıp içinde belleği aradı. "Lanet olsun!" diye bağırdı. "Ofiste kalmış." Aniden ensesinden başlayan şiddetli ağrı, bütün başına yayıldı.

"Selin, ağrıkesiciler nerde?" diye seslendi.

"Son zamanlarda baş ağrıların çok sıklaştı, yarın doktorundan randevu alayım" dedi Selin. Ağrıları dayanılmaz hale gelen Ali bu sefer hayır diyemedi.

Ertesi gün muayenede tansiyon hastası olduğunu öğrendi. Ayrıca yapılan kalp ultrasonunda kalp duvarlarında da kalınlaşma tespit edilmişti. Ali'nin sürekli stresli hali, onu hasta etmişti.

3. Yatılı Misafir: Kronik Stres

Yaşamı mutsuz ve keyifsiz hale getiren stres türü budur. Kronik stres, vücudumuzda sürekli olarak daha fazla adrenalin anlamına gelir. Yüksek adrenalin, kan şekerimizi ve kan basıncımızı yükseltir ki bu da bizi kalp krizi ve inme riskini artırır.

Mutsuz bir evlilik, maddi sorunlar ya da işle ilgili memnuniyetsizlik yaşıyorsanız, kronik stres altında olma olasılığınız yüksektir. Kronik stresin duygusal dünyamız üzerindeki en önemli etkisi ise bizi umutsuz hissettirmesi ve ne yaparsak yapalım durumun değişmeyeceğine olan inancımız yani öğrenilmiş çaresizlik olarak bilinen durum.

Kronik stresle ilgili sorun şu: Kronik stres kişinin yaşamının her alanına öyle işliyor ki kişi bunu doğal zannetmeye başlıyor. Yani bu duruma alışıyor, "Hayat zor, yapacak bir şey yok" gibi düşüncelerle bu kronik stresi daha da sabitlemiş oluyor. Umudunu kaybetmek onun elini kolunu bağlıyor ve çıkış yolu bulmasını zorlaştırıyor. Kronik stresin yıkıcı etkilerinin başında kalp krizi riskini artırması olasılığı geliyor. Ayrıca kronik stres, intihar eğilimini de artırıyor. Kısacası kronik stres, yaşamımızı hem fiziksel hem de duygusal olarak tehdit eden bir stres türüdür.

Yaşamı evlilik stresi ve maddi zorluklarla geçmiş olan Dilek'in, son yaşadığı stresin nelere sebep olduğuna bakalım.

"Ben Ermişim"

Dilek 10 yıldır çocuk bakıcılığı yapıyordu. 25 yıllık evliliği bittikten sonra hiçbir geliri kalmadığı için çalışmaya başlamıştı. Boşandığı eşi çocuklarıyla ilgilenmiyordu. Tek başınaydı. Üç kızı ile yeni bir yaşam kurmak hem zor hem de çok stresli olmuştu. İki kızını kendi çabasıyla, zorluklar içinde evlendirmişti. Yaşam devam ediyordu. Ancak otuz yaşındaki en küçük kızıyla ilgili bir sorunu vardı. Kızı Zeynep'e, yirmi beş yaşında panik atak teşhisi konmuştu. Tedavisi başta iyi gitse de altı ay sonra ilaçlarını bırakmıştı. Birkaç yıl belirgin bir sorun olmasa da üç yıl önce garip davranmaya başlamıştı. Son altı ayda ise belirtileri şiddetlenmişti. Zeynep işin-

den ayrılmış, günlerini odasında geçirmeye başlamıştı. Hayatın tüm diğer yönlerine ilgisini yitirmişti. Sürekli meditasyon yapıyordu. Dilek onu sürekli gözleri tavana dikilmiş bir şekilde uzanırken buluyordu. Zeynep annesinin girdiğini fark etmiyordu bile. Durumu giderek kötüleşmiş, evden hiç çıkmaz olmuştu. Çünkü çıkarsa birilerinin onu takip edeceğini düşünüyordu, evde güvendeydi. Hiç tanımadığı kişilerden şüpheleniyordu.

Dilek sık sık kızını ne olduğunu anlatması için konuşturmaya çalışıyordu ama nafile. Zaman geçtikçe Zeynep annesine karşı düşmanca duygular beslemeye başladı. Onu kendisinden uzaklaştırmak istiyordu. Dilek ise sürekli ağlıyordu. En büyük korkusu kızının intihar etmesi ya da başkalarına zarar vermesiydi.

Zeynep bir akşam hiç çıkmadığı odasından salona geldi ve annesine, "Sana bir şey anlatmak istiyorum..." dedi. "Ben ermişim. Hayvanlara ve insanlara yardım ediyorum. Benim üzerime gelmen doğru değil, beni rahat bırak." Ölmüş olan babaannesi ve anneannesi ile görüştüğünü, istediği kişiyi odasına getirtip konuşabildiğini de söyledi. Bu itiraflar Dilek'i derinden sarstı. Durum umutsuzdu. Çünkü kızı doktora gitmeyi kabul etmiyordu. Bu sarsıcı itiraflardan sonra, büyük kızına onu doktora götürmesi için yalvardı. Ablası ve eniştesi onu ikna etti. Tek şartla kabul etti: Annesinin onlarla gelmemesi. Ablası ve eniştesiyle birlikte özel bir psikiyatri hastanesine gittiler. Tanı ağırdı, psikiyatr Zeynep'in şizofreni eşiğinde olduğunu söyledi, "Biraz daha bekleseydiniz şizofren olacakmış" dedi.

Zeynep, 21 gün yatarak tedavi gördü. İlk yedi gün kimseyle görüşmesine izin verilmedi. Başlangıçta annesini görmek istemese de görüşme yasağı kalkar kalkmaz onu görmek istediğini söyledi. Annesine karşı yumuşamaya başlamıştı. Dilek umutlanmıştı. Demek ki çok sevdiği küçük kızı onu artık düşman olarak görmüyordu. Kızının iyileşmesi için elinden geleni yapıyordu. Neyse ki tedavi sonunda belirtileri oldukça düzeldi. Reçetesi yazılarak taburcu oldu. Ancak tedavi masrafları yüksekti. Kırk beş bin lira ödeme yapılması gerekiyordu. Dilek tereddüt etmeden kredi çekti. Kızının iyileşmesi her şeye değerdi.

Dilek için umutlu günler geri gelmişti. Kızı hastaneden çıkalı bir hafta olmuştu. Çocuk bakıcılığı işine devam ediyordu. Bir sabah, bakıcısı olduğu çocuğun evine giderken gözleri karardı. Tuhaf bir his vardı. Bir anda göğsünde ağrı oldu. İşe gidemeyecekti. Kendini zorlayarak kızına seslendi. Bayılmamak için kendini zor tutuyordu. Ama daha fazla dayanamayıp yere düştü.

Kalp krizi geçirmişti. Kalp damarlarına stent takıldı. İşini bırakmak zorunda kaldı. Şimdi neredeyse yarısını kredi borcuna verdiği az bir maaşla kalakalmıştı. Kalp krizinin üzerinden üç ay geçmişti. Ama kaygıları vardı. Kalbi her an duracakmış gibi geliyordu. İlaçlarını kullanmasına rağmen, sık sık strese bağlı olarak tansiyonu yükseliyordu. Sürekli kalbi ağrıyordu. Günleri hiçbir şeyin eskisi gibi olmayacağını düşünmekle geçiyordu. Ufukta gördüğü küçük bir ışık olsa onun peşinden gidecekti. Ama yoktu. Çalışamıyordu. Bir türlü kendine gelememişti. Doktoru ona kardiyak rehabilitasyonu önerdi. Haftada üç gün egzersiz programı ve bir gün de psikoterapi seansı, ayrıca beslenme uzmanı takibine başladı. Aradan geçen birkaç hafta içinde kendini iyi hissetmeye başladı. Aradığı ışık ona görünmüştü. Kendisini hem fiziksel hem de duygusal olarak daha iyi hissetmeye başladı. Bu ona yeniden çalışabileceğini, hatta mutlu bile olabileceğini düşündürmeye başladı. En önemlisi de ilk kez kalbinin güvende olduğunu hissediyordu.

Dilek'in neredeyse yaşamının büyük bir kısmı kronik stresle geçmişti. Ama son üç yılı kızının durumundan dolayı çok daha zordu. Kronik stresin zararlarını şimdi daha iyi biliyordu. Ama yavaş yavaş bununla başa çıkmayı öğreniyordu. Psikoterapi seansına geldiğinde heyecanlıydı. "Bu hafta kalbimde hiç ağrı olmadı. Güzel şeyler oldu. Kızlarımla kahvaltıya gittik. Uzun süredir yapmadığım şeyleri yapmaya başladım. Artık çalışmaya hazır olduğumu hissediyorum. Tanıdıklarıma haber verdim. Çocuk bakımı işine tekrar başlayacağım." Dilek yatılı misafirini nazikçe kapıya uğurlamaya hazırdı.

Stres Yönetimi

Biraz stres, yaşamımız için gerekli. Dozunda yaşadığımızda, stres bizi motive eder ve harekete geçirir. Amacımız stresi tamamen ortadan kaldırmak değil, bedenimize ve kalbimize verdiği zararı önlemek, onu faydalı seviyelerde tutabilmek.

Çok geç olmadan, yani duygusal ve fiziksel sorunlar kapınızı çalmadan stresi yönetmeye başlayın. Stresle mücadeleyi öğrenebilir, teknikler yardımıyla rahat ve huzurlu bir yaşamı elde edebilirsiniz. Önemli bir noktayı unutmayalım: Stresi etkili bir şekilde yönetmek, hiç stres olmayacağı anlamına gelmez. Stres yönetimi tekniklerini öğrenmek, hangi yöntemin en iyi olacağını bulmanıza yardım edecek. Şimdi sizi etkileyen akut ya da kronik stresle savaşmak için seçeneklere bakalım.

1. Sizde Stres Yaratan Noktaları Belirleyin

Sabah 06.30'da uyandınız. Hızlı bir şekilde hazırlanmak ve işe yetişmek zorundasınız. Evde zamanınız kalırsa küçük bir sandviç hazırlayıp çıkıyorsunuz. Trafik her zamankinden berbat durumda. İlk stres kaynağı kapınızı çalmış oldu. Önünüze geçmeye çalışan araçlar, gereksiz korna sesleri ve bir de ne gördünüz: Trafik kilit olmuş. Bir tır devrilmiş. 40 dakika olan işe gidiş süreniz 2 saati bulacak. Bu senaryo size tanıdık geldi mi?

Büyükşehirler, yaşamımız için birçok cazip detayın yanında, çok sayıda stres faktörünü de barındırıyor. Tabii ki yaşamımızı sürdürmek, para kazanmak için çalışmamız gerekiyor. Bu rutin, birçok günlük stresi de beraberinde getiriyor. Trafik, işle ilgili sorunlar, insanlar, ilişkiler, değişken ülke gündemi ve ekonomik krizler gibi durumlar stres yaratıyor. Bunların üzerimizde yarattığı stresin etkisini azaltmak için harekete geçmemiz gerekiyor.

Herkesi strese sokan faktörlerin farklı olduğunu ve farklı tepkiler verdiğini belirtmiştik. Fiziksel yorgunluk, anormal kalp çarpıntıları, terleme ya da güçsüz hissettiğiniz anları düşünün. Bazı geceler neden uykusuz kaldığınızı hatırlayın. Karnınıza giren kramplar, saatlerce süren baş ağrıları, sürekli yorgunluk ve uyuma isteği... Bunlar stres belirtileridir. Bunları hissediyorsanız kendinizi gözlemlemeye başlayın, nerede ve neden oluyor? Stres tetikleyicilerinizi bulmak için önce gözlem yapmanız gerekiyor. Stres neden ve nasıl ortaya çıkıyor? Strese neler neden olur? Yaşamımızda birçok şey strese neden olabilir, ancak çoğu durumda stresimize neden olan şeylerin ne olduğunu gözden kaçırabiliriz. İnsanlar, olaylar ya da yerler strese neden olabilir. Kişisel yaşamınızı, ilişkilerinizi ve işle ilgili durumları gözden geçirmek ve stres faktörlerinizin bir listesini yapmak etkili bir adımdır.

Şimdi kişisel yaşamınızı, işinizi ve ilişkilerinizi gözden geçirmek için zaman ayırın. Hangi alanlarda stres tetikleyicileri var bakalım. Önümüzdeki iki hafta boyunca stres tetikleyicilerinizi ve ne kadar sürdüğünü not alın. Stresin neden olduğu yıkıcı etkileri yok etmek ya da en azından hafifletmek için ilk adımdır. Olası çözümler hakkında yazın. Eğer çözüm yoksa, sadece duygu ve düşüncelerinizi yazın.

Stres tetikleyicileriniz konusunda bir kayıt tutmak bir dahaki sefere kendinizi hazırlamanızı ve pusuya düşmenizi önler. Stresin yaşamınızdaki yükünü azaltmış ve kontrol etmiş olursunuz. Aynı olaylar ya da kişilerle yüz yüze geldiğinizde ne yapacağınızı daha iyi bilirsiniz. Kayıt tutmak ayrıca olası çözümler için size ilham da verir. Böylece baş ağrısı, kas gerginliği, çarpıntı gibi stres belirtileri henüz oluşmadan yok etmenizin önü açılır.

2. Nefes Alma Sanatını Öğrenin

Derin nefes alma tekniklerinin, bedeninizin stresle başa çıkması için çok etkili olduğunu biliyor musunuz? Doğru nefes almanın önemi, bizi duygusal ve fiziksel olarak daha sağlıklı yapabilmesidir. Aslında bu kadar basit bir yöntemin büyük bir etkisi olduğunu duymak sizi şaşırtabilir. Nefes almak doğduğumuz andan itibaren doğal sürecimizdir.

İster ofiste çalışın ister sık sık dışarıda bir yerlere yetişmeyi gerektiren bir işiniz olsun, gün içinde sizde stresin oluşturduğu gerginlikleri atmak için nefes alma sanatını öğrenebilirsiniz. Çünkü bu, her an ulaşabileceğiniz ve maliyeti sıfır olan en iyi stres azaltma tekniğidir.

Derin nefes teknikleri hepimiz için iyidir. Derin nefes aldığımızda, daha çok havayı içimize çeker ve olumsuz elementleri vücudumuzdan dışarı bırakırız. Stresin zehirli etkilerini nefesle dışarı verip, temiz havayı içimize çekeriz. Çocuklar bizlere göre daha az streslidirler. Çünkü doğru nefes alırlar. Duygularını belli eder ve tepki verirler. Eğlendiklerinde kahkaha atar, üzüldüklerinde ağlarlar. Yetişkin olarak bizler ise kahkaha atma, gülümseme ve ağlama konusunda oldukça cimri olabiliyoruz. Sosyal etiketlenme korkusu bizi duygularımızı belli etme konusunda geride tutuyor. Birisine çok öfkelenir ama gülümsemek zorunda kalırsanız, bu doğal olarak sizde stres yaratır. Sık sık bunu yaparsanız beklenmedik yerlerde beklenmedik tepkiler verebilirsiniz. Stres yaratan duygular baskıya direnmeyi bir yerde bırakır. Doğru nefes almaktan uzaklaşırız. Kısa ve sığ nefesler alma alışkanlığı yerleşir ki bu da döngüsel olarak stresin devamı anlamına gelir.

En ideal ve kolay nefes egzersizi: Üçe kadar sayarak burnunuzdan derin nefes alın, üçe kadar sayarak nefesinizi içinizde tutun ve yine üçe kadar sayarak ağzınızdan nefes verin. Buna eşlik edebilecek en güzel şey ise, olumlu şeyler düşünmek ve nefes verirken bedeninizdeki tüm olumsuzlukları (duygular, düşünceler, ağrı vs.) dışarı attığınızı hayal etmektir. Örneğin, kaygılarınızı siyah bir duman gibi düşünün. Üzüntünüzü gri bir sis gibi hayal edin ve dışarı çıkarın. Yorgunluğunuzu kirli bir hava gibi düşünün. Dışarıdan aldığınız temiz hava ise kristal renginde ve her nefeste bedeninizi arındırıyor.

Derin ve doğru nefesin gerilimi nasıl uzaklaştırdığını zamanla daha iyi hissedeceksiniz. Bir sonraki saate ya da güne sizi nasıl daha iyi hazırladığını, iyi bir uykuya daha rahat nasıl geçebileceğinizi göreceksiniz.

3. Aşamalı Kas Gevşetme ile Hafifleyin

Stres için üçüncü yöntem, aşamalı kas gevşetme egzersizidir. Vücudun belli kaslarını sıkıp bırakarak yapabileceğiniz son derece kolay bir egzersizdir. Stres, kas gerginliği ve kas ağrısı yaptığı için bu egzersiz özellikle etkilidir. Rahat bir ortamda oturarak veya uzanarak bu tekniği uygulayabilirsiniz. Günde sadece 10 dakikanızı ayırarak, stresin bedeninizdeki geriliminden kurtulup hafifleyebilirsiniz. Derin bir nefes alarak vücudunuzdaki kas gruplarını 5 ila 10 saniye boyunca sıkın, nefes verirken sıktığınız bu kas grubunu bir anda rahat bırakın. Günde sadece 10 dakikanızı ayırarak, stresin bedeninizdeki geriliminden kurtulup hafifleyebilirsiniz.

4. Kendi Kendine Hipnoz ve Görselleştirme Yapın

Daha önce sizde stres yaratan durumların kaydını tutmanızdan bahsetmiştik. Kayıtları tuttuysanız yöntemleri denemeye devam edelim. Yöntemlerden birisi de kendi kendine hipnozdur. Zihnimizin olağanüstü güçlerini, "Kalp ve Bilinçaltı" bölümünde konuşmuştuk. Kendi kendine hipnoz, stres yaratan kişileri, olayları değiştirmemize yardım etmez. Ama onlara karşı bizi güçlendirir. Hipnoz etkinliği kanıtlanmış bir yöntemdir. Kendi kendine hipnozda görselleştirme tekniğini kullanarak, istenen sonuçlar hayal edilmektedir.

Kendi kendine hipnozla, gerilim tırmanmadan stres yaratan bir faktörü rahatlatıcı bir noktaya dönüştürebilirsiniz. Stresle karşılaştığınız her an kısa bir mola verip bu tekniği uygulayın. Olumlu görselleştirme, stresin beden üzerindeki baskısını hafifleterek sinirleri yatıştırır. Görselleştirmede hayal gücünüzü istediğiniz kadar kullanın: Sıra dışı tropikal bir orman, karlarla kaplı bir dağ ya da durgun bir göl kenarında sadece kuş seslerinin olduğu bir manzara. Bir sınava çalışırken tıkandığınızda ya da ofis masanızda dosyaların arasında boğulmuş bir haldeyken tek yapmanız gereken üç dört dakikalık bir mola vermek. Rahatlatıcı müzik kullanabilirsiniz. Herkes için görselleştirme kolay olmayabilir ama bir kez deneyip devam ettiğiniz zaman, stresin koltuk değnekleriyle yürümekten kurtulabilirsiniz.

Huzurlu bir müzik açın, gözlerinizi kapatın ve stresin olmadığı bir yer hayal edin. Bu anda kalabildiğiniz kadar kalın, etraftaki kokuları ve sesleri hayal edin. Bu tekniği düzenli uygulamak amigdaladaki yüksek aktiviteyi de azaltacaktır.

5. Doğanın İyileştirici Gücünden Yararlanın

Kendiniz için çok rahat ulaşabileceğiniz bir şifa kaynağı ya da iksir olsa bunu hemen almak ister miydiniz? Özellikle kalp hastalığından ölüm riskinizi azaltabilecek bir yöntem. Aslında bu şifa yanı başımızda: Doğa. İngiltere'de yapılan çok önemli bir çalışma var. Bu çalışmada 40 binden fazla insanın kayıtları incelenmiş ve farklı değişkenlerin insan yaşamı üzerindeki etkilerine bakılmış. Çalışmadaki en önemli bulgu, yeşil alanlarla daha çok temas eden kişilerin kalp hastalığı riskinin azalması. Yeşil alanlara, parklara ve ağaçlara ne kadar yakınsanız, kalp hastalığı riskiniz o kadar azalıyor. İlginç olan, bu etkinin her ekonomik seviyedeki insanda aynı etkiyi yapması. Yani ister çok zengin olun ister az paranız olsun fark etmiyor. Düzenli olarak yeşil alanlara ve parklara gitmeyi alışkanlık haline getirin.

6. Gülümseyin, Strese İyi Gelir

"Gülümsemek en iyi ilaçtır." Bu sözün bedenimiz üzerindeki etkisini merak eden bir grup araştırmacı, gülümsemenin stresin fizyolojik iyileşmesi üzerindeki etkisini araştırmış. 169 öğrenciye stresli görevler verilmiş. Deney boyunca da kalp hızını ölçen bir monitöre bağlanmışlar. Yüksek kalp hızı yüksek stres anlamına geliyordu. Gülümseyen katılımcılar stresin etkilerinden nötr olan katılımcılara göre daha çabuk iyileşmiştir. Yani gülümsemek stresten hızla kurtulmamızı sağlıyor. Stresli olsanız bile gülümseyin. Bunu yapmak stresinizi o anda azaltır ve stres sona erdiğinde iyileşmenizi hızlandırır.

5. BÖLÜM

İLİŞKİLER VE KALP

"Kaderin seni bir araya getirdiği insanları sev, ancak bunu tüm kalbinle yap."

– Marcus Aurelius

Savaşlar insanlar için büyük kayıplar ve yurtlarını terk etme anlamına gelmektedir. Hem Balkan Savaşları hem de I. Dünya Savaşı birçok insanımızın ölmesine, birçoğunun da evlerini terk etmelerine neden olmuştu. Arkalarında savaşların sessiz ve çaresiz tanıklarını bırakmışlardı: Çocuklar. Osmanlı Devleti'nin savaşlarla parçalandığı bir dönemde, savaşın bu küçük tanıkları kimsesiz ve yapayalnız kalmıştı. Osmanlı Devleti 1914'te bu çocukları korumak için Darüleytam adı verilen yetimhaneleri kurmaya başladı. Yetim ya da öksüz kalan çocuklar burada hem öğrenim gördü hem de bir meslek edinebilmeleri için eğitim aldı.

"Darüleytam"

Semih 7 yaşındaydı. İri yeşil gözleri, seyrek sarı saçları ve narin bir vücudu vardı. Sessiz kendi halinde bir çocuktu. Arkadaşlarından uzak duruyordu. Teneffüslerde sessizce sınıftan çıkar, Darüleytam'ın büyük bahçesindeki eski bir Roma sütununun üzerinde otururdu. Öğretmeni onunla ilgilenen tek kişiydi. Halid öğretmen Semih'i nerede görse ilgilenir, bir ihtiyacı olup olmadığını sorardı. Semih, babasını iki yıl önce savaşta kaybetmişti. İki ay sonra da annesi bir akşam hastalanmış, ertesi sabah yatağında ölü bulunmuştu. Kimsesiz kalan Semih'i dayısı yanına almış, ancak birkaç ay sonra yengesi istemediği için onu Darüleytam'a getirip bırakmışlardı. İstanbul'daki Darüleytam'a geldiğinin ilk günü, Halid Öğretmen'le tanışmıştı. Halid, eğilerek onun gözlerine bakmış ve "Artık yalnız değilsin" demişti. Günlerden sonra ilk kez Semih'in ağzından kaygı ve sevinçle karışık bir kelime çıkmıştı: "Tamam."

Buraya alışması çok zor oldu, günlerce yatakhanede sessizce ağladı. Ama birkaç ay sonra alışmıştı. Burası artık iki yıldır onun yuvasıydı. Halid Öğretmen nerdeyse her gün ilgilendi onunla. Anne babasız kalan Semih için Halid, bir dayanma noktası ve umut ışığı olmuştu. Semih, savaşlarda yetim ya da öksüz kalmış binlerce çocuktan biriydi.

***

İnsanlar diğer canlılardan farklı olarak uzun bir süre yetişkin bakımına muhtaçtır: Hem fiziksel hem de duygusal açıdan. Dünyaya gelen bir bebek, ancak yıllar sonra kendi kendine yaşamını sürdürmeye başlayabilir. O zamana kadar bir bebeğin gelişimi için bir yetişkinin bakımı zorunludur. Tarih iletişim kurmanın ve dokunmanın önemini trajik şekillerde bize göstermiştir. Alman İmparatoru II. Friedrich, meraklı ve entelektüel bir karaktere sahipti. Ancak bu merak elli bebeğin ölümüne neden olmuştu. Friedrich hiç iletişim kurulmayan bir ortamda yetişen bebeklerin, nasıl konuşacağını/hangi dili konuşacağını merak etti. Elli bebeği annelerinden ayırdı ve sadece fiziksel bakımlarının yapıldığı bir yere yerleştirdi. Bebekler burada izole bir şekilde yaşamaya başladı. Bebeklere dokunan, seven, ilgi gösteren ve konuşan kimse yoktu. Sadece onları besleyen bakıcılar vardı. Friedrich araştırdığı sorunun cevabını alamadı ve bu deney trajediyle sonuçlandı: Çünkü bebeklerin hepsi tek kelime konuşamadan yaşamlarını kaybetti. O dönemde yaşayan tarihçi Salimbene Von Parma, bu korkunç deneyle ilgili şunu yazmıştı: "Dokunma, gülümseme ve şefkat olmadan yaşayamadılar."

1900'lerde psikologlar, insanı bebeklikten itibaren incelemeye başladı. Varsayımları farklıydı. Psikanalitik kuramın temsilcisi Sigmund Freud'a göre bebek için önemli olan annenin sütüne ulaşmaktı. Davranışçı kuramın babası olarak görülen John Watson ise, annenin bebeğe olan sevgisinin tehlikeli olduğuna inanıyordu. Hatta bebeklerin ilk beş yıl anne babalarından uzak çiftliklerde yetişmesi gerektiğini iddia ediyordu. Yani bir bebeğin gelişimi için en önemli konu olan sevgi ihmal ediliyordu.

İkinci Dünya Savaşı'ndan sonra insanların bağlanma duygusuna ilişkin önemli deneyler ve araştırmalar yapıldı. Bunların hepsi Friedrich'in yaptığı korkunç deneyle aynı sonucu verdi: Bebekler, onlara fiziksel olarak bakım verilse de duygusal olarak onlarla ilgilenen yetişkinler yoksa gelişmiyor, çoğu hayatını kaybediyordu. Bebeklerin fiziksel bakım kadar sevgi ve şefkate de ihtiyacı olduğu bilimsel olarak kanıtlanmıştı. Bu çalışmalar "Bağlanma Kuramı" olarak bilinen kuramın gelişmesine neden oldu.

İnsan sosyal bir varlık. İlk insan toplulukları küçük gruplar halinde yaşıyorlardı. Bunun amacı, doğanın ve vahşi hayvanların tehlikelerine karşı grubun desteğini ve korumasını almaktı. Modern yaşam bize son derece korunaklı bir ortam sağladı. Ama ilişkilere olan ihtiyacımız değişmedi. Günümüzde insanları en çok mutlu eden ya da hayatını kâbusa çeviren şeylerden birisi ilişkilerdir.

Birçok psikolojik sorun, zor ve çatışmalı ilişkilerden ya da yalnızlıktan kaynaklanıyor. Mutsuz bir evlilik, kaprisli bir patron, rekabetçi ve hırslı iş arkadaşları, zorlayan bir sevgili tüm yaşamı zehirlemeye yetiyor. Bütün bunlar insan zihninin büyük bölümünü işgal ediyor.

Elbette ki aşkın hiç bitmediği evlilikler, harika aile ilişkileri ve huzurlu işyeri ilişkilerimiz olsaydı hayat mükemmel olurdu. Sevgi dolu, güvende hissettiğimiz ve anlaşıldığımız ilişkilere sahip olmak en temel ihtiyacımız. Ancak ne yazık ki gerçek hayatta kusursuz ilişkiler yaşamak zor görünüyor. İyi haber ise yepyeni bakış açılarıyla ilişkilerimizi dönüştürebileceğimizdir. Bu bölümde, ilişkilerin sağlığımıza etkilerine ışık tutarak, neler yapabileceğimize bakacağız.

İlişkiler yaşamlarımızın odak noktasında, adeta kalbindedir ve kötü ilişkiler tüm yaşamımızı olumsuz etkiler. İlişkiler sağlığımız ve mutluluğumuz için büyük öneme sahip. Aşk, aile ve dostluk ilişkilerinin sağlığımız için taşıdığı bu önem çok sayıda araştırmayla kanıtlandı. Sonuçlar çok net: Mutlu ilişkiler sağlığımızı koruyor, mutsuz ilişkiler ise bozuyor. Özellikle kalp sağlığımız ilişkilerimizden çok etkileniyor. Hepimiz bizi mutlu eden ilişkilere sahip olmak isteriz. Yaşam doyumu ve mutluluk ilişkilerimizle yakından ilgili. Peki, bunu ne kadar başarabiliyoruz? Mutlu ilişkilere sahip olmanın en iyi yolu nedir? Güldüren, mutlu eden, kalbimizi ferahlatanların yanında, bizi hayal kırıklığına uğratan, acı veren ve kalbimizi daraltan ilişkiler de vardır.

Yalnızlığın Maliyeti

2000'li yıllarda, dijital iletişim hızla yaşamımızın önemli bir parçası oldu. Sosyal medya tüm dünyayı birbirine bağladı ve vazgeçilmez bir ilişkiler ağı oluştu. Kalabalık bir dünyada ilişki kurmak artık çok kolay. Evden çıkmadan iletişim kurabilir hale geldik. Her ne kadar dijital de olsa iletişime ayırdığımız zaman oldukça fazla. Ancak Facebook listesinde yüzlerce arkadaşı, Instagram'da binlerce takipçisi olsa da modern insan yalnızlık girdabında. Çok sayıda arkadaşa sahip olmak yalnızlık hissini engellemiyor. Çünkü dijital iletişim yüz yüze iletişimin yerini tutmuyor. Anlamlı ve derin ilişkiler giderek azalıyor. Yalnızlık duygusu, kırılgan olan kalplerimizi daha hassas hale getiriyor. Aslında aradığımız şey çok sayıda arkadaştan ziyade, iyi hissettiren derin ilişkiler. Buna "işlevsel sosyal destek" deniyor. Yani kaç arkadaşımız olduğu önemli değil, ilişkilerimizin niteliği önemli. Hem iyi hem de kötü günde yanımızda olan, destekleyici ve derin paylaşımların olduğu ilişkiler.

1872-2004 arasında yayımlanmış makalelerin gözden geçirildiği bir çalışma, sosyal desteğin kalp damar hastalığı gelişimine etkisine bakılmış ve düşük sosyal desteğin riski iki kat artırdığını göstermiş. Bazen tek bir kişi bile duygusal yalnızlığımızı iyileştirmeye yeter. Yüz yüze ilişkilerin depresyona girme riskini azalttığını gösteren çalışmalar var. Ayrıca sosyal medyanın insanı aslında yalnızlaştırdığı da bilimsel olarak doğrulandı.

Birçok araştırma, aile ve sosyal çevreyle tatmin edici ilişkileri olanların daha mutlu olduğunu ve daha uzun yaşadığını göstermiştir. Tam tersine yalnızlık hem ölüm oranlarını hem de depresyon gibi rahatsızlıkları artırmaktadır.

> 300.000'den fazla kişinin incelendiği bir çalışmada, güçlü ilişkilere sahip olmayanların erken ölüm riskinin %50 daha fazla olduğu görülmüştür. Bu risk oranı, sigara, obezite ve hareketsizliğin neden olduğu ölüm riskine yakındır.

Bağlılık duygusu ve anlamlı ilişkiler ise, stresin kalp damar ve bağışıklık sistemi üzerindeki yıkıcı etkilerini bertaraf etmektedir. Güçlü ilişkiler, kortizol seviyesini düşürürken, stresi azaltan diğer hormonların salgılanmasını da tetiklemektedir.

Sevme, sevilme ve desteklenme ihtiyaçlarımız yaşamsaldır. Onları en çok da zorlandığımız zamanlarda düşünürüz. Zor bir durumda, size uzanan bir destek kadar değerli bir şey yoktur. Bilinçli olarak seçmiş olsak bile yalnızlık, herkesi olumsuz etkileyen bir durumdur. Bu bedenlerimizde kendisini açıkça gösterir. Yalnızlık, beynimizi tıpkı fiziksel acı gibi kemirmektedir. Sosyal psikolog Naomi Eisenberger bir çalışmasında bunu göstermiştir. Fiziksel acı hissettiğimizde de duygusal acı hissettiğimizde de beynimizin aynı bölgeleri aktif olmaktadır. Yani duygusal bir acı da hissetsek, beynimiz bedenimize fiziksel bir acı varmış gibi sinyal göndermektedir.

Atalarımızın sosyal bağlara ve gruplara bağlılığını hatırlayın. Gruba yakın olmak onları tehlikelerden korumuştu. Bu, onlar için bir hayatta kalma stratejisiydi ve işe yaradı. Ancak günümüzde vahşi hayvan tehlikesinden uzak olsak da yaşamımızı sürdürme konusunda ilişkilere halen ihtiyacımız var. Bağlanma ve ait olma ihtiyacı evrenseldir ve insan yaşamının olmazsa olmazıdır.

Modern şehir yaşamında insan, korunaklı ve sıcak evinde yalnızlığın acılarıyla başa çıkmaya çalışıyor. Yalnızlığın getirdiği stres, yüksek düzeylerde kortizolün vücudunuzda dolaşması anlamına gelir. Kortizolün vücudumuza ne yaptığını "Stres ve Kalp" bölümünde görmüştük, mükemmel işleyen bedenimizi zehirleyerek çalışmasını aksatır.

Psikolog Maslow'un ihtiyaçlar hiyerarşisinde sevgi ve bağlanma üçüncü sıradadır. Bunun önünde temel fizyolojik ve güvenlik ihtiyaçları gelir. Sevgi ve bağlanma ihtiyacı, ihtiyaçlar hiyerarşisinin tam ortasında, kalbinde yer alır. Ama modern çağdaki önceliklerimizde sevgi ve bağlanma ihtiyacımızı yeterince karşılayabiliyor muyuz? İş, kariyer, kendimize ayırdığımız zaman, sevgi ve bağlanma ihtiyacımızı bir kenara atmamıza neden oluyor.

Güçlü ilişkilere sahip değilsek, sağlığımız hem kısa hem de uzun vadede etkilenir. Örneğin önemli bir hastalıkla mücadele eden ve yakın ilişkileri olmayan kişiler, ağrı, depresyon ve yorgunluk belirtilerini daha fazla yaşar. Kalp ameliyatı sonrası tatmin edici ilişkileri olan ve sosyal desteği güçlü olan kişiler daha çabuk iyileşir ve hayatta kalma oranları daha yüksektir. Yalnızlık, yıllar sonra bile yüksek tansiyona neden olabilmektedir. Etrafımızı saran sevgi dolu ilişkiler, yaşamın zorluklarına ve strese karşı kalbimizi bir tampon gibi korur.

Amerikalı bir amiral olan Richard Byrd, Antarktika'yı keşfetmek üzere tek başına yola çıkmıştı. Planladığı süre altı ay gibi uzun bir zamandı. Bu süre içinde orada inceleme ve araştırma yapacaktı. Bembeyaz karlarla kaplı buz gibi güney kutbunda kendisinden başka hiçbir insan yoktu. Sadece telsiz yoluyla iletişim kurabiliyordu. Amiral günlüklerinde kutupta neler gördüğünü, yaşadığını ve hissettiğini yazmaya başladı. Yalnızlığın etkileri ile ilgili yazdıkları çarpıcıydı. Byrd, üç ay içinde halüsinasyon yani olmayan görüntüler görmeye başladı.

Aslında kutupta ya da ıssız bir adada tek başımıza olmamıza gerek yok. Kendimizi tüm dünyadan soyutlanmış hissettiğimiz ve kimsenin bizi anlamadığını düşündüğümüz zamanlar, sevgi ve bağlanmaya ihtiyacımız olduğunun en önemli göstergesidir. Kalabalıklar içinde yaşayan ama yalnızlık hissi olan insanlar için uzun dönemde sağlık riski önemli görünüyor. Eğer yalnızlık devam ederse, yukarda belirttiğimiz gibi uzun dönemli olumsuz sonuçlar ortaya çıkar. Yalnız olmayı bilinçli olarak tercih edebilirsiniz, ama en azından birkaç aile üyesi ve yakın arkadaşla derin ilişkiler kurmayı denemek daha iyidir. Çünkü kronik yalnızlık, kronik hastalıklara davetiye çıkarır.

Anlamlı ilişkiler en zor ve belirsiz durumlarda bile karanlık tünelin sonundaki ışık gibidir. Bu ışık her zorluğu aşma cesaretini bize sunar. Işığı gördüğümüzde yaşamın en değerli duygularından biri olan umudu hissederiz. Umut duygusu, kalbimizin en yakın dostlarından biridir.

Aile İlişkileri ve Kalp: Ne Onlarla Ne Onlarsız...

Öncelikle ilişkilerin nasıl geliştiğini ve nasıl sürdürüldüğünü anlamamız gerekiyor. Birçok canlı gibi, insan da bir ailenin içine doğar. İlk ilişkilerimiz ailemizde başlar. Aile, korunmaya muhtaç bir bebek için fiziksel ve duygusal bir barınaktır. Her tür tehlikeden ve acıdan bizi koruyan ve sağlıklı bir şekilde büyümemizi sağlayan yerdir. Çocukluk ve ergenlik dönemlerimiz ailemizin yanında geçer. Yetişkin olduğumuzda, eğitim, çalışma ya da evlilik gibi nedenlerle ailemizin yanından ayrılırız. Ailemizle kaldığımız bu sürede nasıl ilişki kuracağımızı ve nasıl hissedeceğimizi öğreniriz.

Ailemizle ilişkimiz yaşamdaki tüm ilişkilerimizin temelini oluşturur. Kendimizle ilişkimiz de dahil. Ailemizle ilişkimiz sevgi dolu, uyumlu ve güvenli ise bu yetişkin ilişkilerimize de yansır. Daha sonra ilişki çemberimize öğretmenlerimiz, okul arkadaşlarımız ve iş arkadaşlarımız girer. Yaşam boyu kurduğumuz ilişkiler hayatımıza duygusal zenginlik ve mutluluk katar. Bazen de duygusal acılara neden olur.

Aile kelimesi hepimiz için farklı anlamlara gelir. Bazılarımız için fedakâr bir anne, bazılarımız için mesafeli ilişkiler, bazılarımız için de müdahaleci ve boğucu ilişkileri düşündürür. İlişkinin niteliği ne olursa olsun, ailenin temelinde sevgi vardır. Bazı aileler için sevgiyi ifade etme biçimi farklı olabilir. Mutlu aile tablosu hatırlamak bazılarımız için zor olsa da her aile ilişkisinde hatırlayabileceğimiz sevgi dolu anlar vardır. Aile koşulsuz güven ve sevgiyi almak istediğimiz ilk yerdir.

Olumsuz aile içi ilişkiler ise yıllar sonra sağlığımızı ve yaşam süremizi etkileyebilmektedir. Küçük yaşlarda fiziksel ve psikolojik şiddete maruz kalmak ya da ihmal edilmek, yetişkin yaşlardaki kronik hastalıklarla ilişkili bulunmuştur.

1998'de yapılan bir çalışmada 17 binden fazla yetişkin incelenmiş, bu çalışmada olumsuz çocukluk deneyimlerinin ne kadar yaygın olduğu gösterilmiştir. Katılan kişilerin yüzde 67'sinde, en az bir tane olumsuz çocukluk deneyimi olduğu ortaya çıkmıştır. Bu tür deneyimlere çok fazla maruz kalan kişilerde ise kalp hastalığı ve akciğer kanseri riskinin üç kat fazla olduğu görülmüştür.

Bugünün dünyasında çoğunlukla birbirini anlamaktan uzak, öfke ve üzüntünün hâkim olduğu çatışmalı aile ilişkilerini görüyoruz. Ne yazık ki aile içi ilişkiler günümüzde giderek daha mesafeli hale geldi. Birbirinin duygularını bilmeyen, aslında çok da merak etmeyen insanlar, aynı evde kendi yaşamlarını sürdürüyorlar. Bu yaşamları birbirinden sadece bir duvar ayırıyor. Ama arada çok daha güçlü bir şey var: Duygusal duvar. Duygusal duvarların arkasında birbirini anlamayan ve sevgi göstermeyen aile üyeleri var. Aile içi tartışma ve çatışmalar hayal kırıklığı, kin tutma ve geri çekilmeye neden oluyor.

Aile içinde kalpten kalbe ilişkiler kurmak için çaba göstermemiz gerekiyor. Aile dışındaki birçok ilişkide hoşgörümüz yüksekken, ailemizden bunu esirgeyebiliyoruz. Sevgi, anlayış ve hoşgörü çok önemli. Şimdi gelin, bir ailenin yaşadığı krizi, fertlerin gözünden ayrı ayrı inceleyelim.

"Anne Şule"

Yavaşça yatağından kalktı. Bu odaya üç ay önce gelmişti. Her sabah olduğu gibi güne, dün akşam evde neler oldu düşüncesiyle başladı. İki çocuğu ve eşi arasında sürekli gerginlik vardı. Kızı evden kaçıp arkadaşına gidiyor, ama oğlu başka yerde kalmaya cesaret edemiyordu. Şule, annesini de bu hastanede kaybetmişti. Kendisi de 4 yıl önce kalp yetmezliği olduğunu öğrenmiş, sık sık tedavi için yatmıştı. Evdeyken eşi ve çocuklar arasındaki tüm gerginlikleri üzerine alıyor, bir şekilde ortamı sakinleştiriyordu. Bu nedenle hastaneye yatmak istemiyordu.

Odasının geniş penceresinden Sarayburnu'na baktı. Gözlerini daha geriye, çok uzakta kalan evinin olduğu yöne doğru çevirdi. Bir süre daldı, sonra pencerenin önünde duran dini kitaplara baktı. Dualarla Şifa kitabını eline aldı. Okumaya başladı. Bir şekilde alışmıştı hastanede yatmaya. Evde de huzur olduğunu bilse daha iyi olacaktı.

Şule, ergenlik dönemine kadar Almanya'da kalmış, 15 yaşındayken ailesiyle İstanbul'a dönmüştü. Annesi de babası da sert ve mesafeliydi. Ama annesinin en çok ona güvendiğini bilirdi. Nedense bunu düşünmek ona iyi gelirdi. Annesini kaybedeli yıllar olmuştu. Babası bir yıl sonra başkasıyla evlenmiş ve birbirlerinden daha da uzaklaşmışlardı.

23 yaşında Vahit'le tanıştı. Pek de düşünmeden Vahit'in teklifini kabul etti. Zaten evlilikten de pek beklentisi yoktu. Hayali bile yoktu. Sonra iki çocuğun doğumu, ekonomik zorluklar derken kalbinin zayıf düştüğünü öğrenmişti. Şimdi ne olacağını bilmeden bekliyordu bu hastane odasında.

İki çocuğu da ergenlik dönemindeydi. Selin 17, Efe 15 yaşındaydı. Onlar küçükken evlerinde sevgi ve huzur vardı. Ne zaman ki büyümeye başladılar, eşi bambaşka bir insan oluvermişti. Ço-

cuklara sürekli kurallar, yasaklar koyuyor, uymadıklarında ağır küfürler ve hakaretler ediyordu. Şule onu bir şekilde sakinleştirse de neredeyse her gün bu tekrarlanıyordu. Evde Vahit'in tehdit eden, bağıran sesleri, çocukların ağlama ve hıçkırıklarına karışıyordu. Şimdi tüm bunlardan uzak, bambaşka bir yaşamı vardı.

Şule hastanede yaşadığı yalnızlık ve çaresizlikle, eskiden beri düşündüğü şeye daha çok sarıldı: "Bu dünya geçici ve boş." Kendini büsbütün öteki dünyaya verdi. Tek bir düşüncesi vardı: Acaba sevdiklerini öteki dünyada görebilecek miydi? Kendisini bu düşünceye o kadar kaptırıyordu ki bazen eşinin ve çocuklarının bu dünyadaki varlığını bile unutuyordu.

***

"Baba Vahit"

Vahit bir akşam evine geldi. Kimse yoktu. Evi toplamaya karar verdi. Yatak odasına geçti. Çekmeceleri düzelterek günün ağır duygularını hafifletmeyi düşündü. İkinci çekmecede aile albümü vardı. Bakmayalı belki de on yıl olmuştu. Eski albümü eline aldı. Yaşanmışlığın kanıtıydı bu albüm. Çoğu sayfa siyah beyaz fotoğraflarla doluydu. Hızlı hızlı sayfaları çevirirken gözüne unuttuğu bir fotoğraf çarptı. Çıkarıp eline aldı. Sultanahmet'te anne babasının arasında duruyordu. Elinde dondurma vardı. Yüzünden mutlu olduğu belliydi. Annesinin yüzüne dikkatlice baktı. Annesi de mutlu görünüyordu. Babasına bakmak istemedi. Fotoğrafı çevirdi. Babasının siyah bir kalemle yazdığı bir not vardı: "Canım oğlumla Sultanahmet'teyiz." Ağlamak istedi, ama gözyaşı gözünden bir türlü akmadı. Kalbi onu ağlaması için zorladı. Ama aklı her zamanki gibi direndi. Gözleri de aklının emrindeydi. Kızdı mı, üzüldü mü bilmiyordu, ne hissettiğini anlamadı. Tek bir soru takıldı aklına: Beni gerçekten sevmiş olabilirler mi?

Vahit büyürken hep şunu duymuştu: Aslında planlanmamış bir çocuktu. Dünyaya gelmesi tamamen tesadüftü. Ağabeyi ve ablasından sonra anne babası üçüncü bir çocuğun onlara yük olacağını düşünmüşlerdi. Vahit, annesi bir komşuyla ya da akraba ziyaretinde sohbet ederken bu hikâyeyi sıklıkla dinlemişti. Annesi, "Biz istemedik, ama oldu" cümlesine bir de "İyi ki de oldu" diye eklese ne olurdu? Ama annesi cimriydi sevgisinde, tabii bir sevgisi varsa ona karşı...

Ergen olduğunda çoğu arkadaşı gibi özenmiş, sigaraya başlamıştı. Babası defalarca dövmüştü onu. Hem de birkaç kez arkadaşlarının gözü önünde. O zaman içsesi tek bir cümle söylerdi ona: "Sen zaten istenmeden bu dünyaya geldin." Ama biraz önce gördüğü fotoğrafın arkasındaki not kafasını karıştırmıştı. Babası, onu çocukken sevmiş olabilir miydi? Sigara içerken ilk yakalandığı zamana kadar aslında her şey iyiydi. Bu düşüncelerle zar zor uykuya daldı.

Sabah erkenden gitti büfeye, kapıyı açtı. Yine uykusuz bir geceydi, sadece birkaç saat uyumuştu. Birazdan ekmek servisi gelecekti. Her sabah 06.00'da büfeye geliyor ve her günü sırtında ağır bir yük gibi taşıyordu. Yaşamı hep zor geçmişti, ama bugünler bir başka zordu. Biricik eşi, yaşama sebebi Şule, üç aydır hastanedeydi.

Yaşamla ilgili mücadelesini duygusal olarak bırakmıştı, ama her sabah gelip burayı açmak ve bir sürü insanla kısa da olsa konuşmak zorunda olmanın gerginliğiyle güne başlıyordu.

Geri kalan zamanda ise akşam çocuklarla neler olacak düşüncesi zihnini kaplıyordu. Sürekli gergin ve huzursuzdu. Çocukların ikisinin de yalan söylediğini düşünüyordu. Hiçbir kuralına uymuyorlardı, Vahit de sürekli küfür ve tehditlerle onları düzeltmeye çalışıyordu. Arkadaşı birkaç kez onu uyardığında şunu söylemişti: "Bunu yapmazsam onları dövmek zorunda kalacağım. Başka şansım yok."

Vahit beş yıldır kendi ailesiyle de görüşmüyordu. Onun için aile ilişkilerinde tek doğru vardı: Birisi onu üzerse, onu hemen silmek. Ama çocuklarını silemiyordu işte. Hem de her gün onu üzmelerine rağmen... Buna engel olan tek şey, Şule'ye olan derin sevgisiydi.

Oğlu okuldan kaçıyor, sigara içiyor; kızı da tüm uyarılarına rağmen erkek arkadaşıyla görüşmeye devam ediyordu. İlişkilerindeki sorunlar giderek kördüğüm haline geliyordu.

Çocuklar ikişer yıl arayla dünyaya gelmişti. Ekonomik olarak zorlanacağını düşünen Vahit, farklı farklı işler yapmaya yöneldi. Ama neye elini attıysa, şansı yaver gitmedi. O gün hiç beklemediği bir şey oldu. Kızı Selin, hiç haber vermeden büfeye geldi. Çok şaşırmıştı. Yüzü bir an ışıldasa da sert baba imajını hemen geri takındı.

"Ne oldu? Niye geldin?"

"Baba bana elli lira verebilir misin?"

"Ne yapacaksın? Yine o serseri çocukla mı buluşacaksın?"

"Hayır, ihtiyacım var."

Sinirle çekmeceyi açtı. Yüzüne bakmadan Selin'e yüz lira verdi. Arkasını dönüp ekmekleri düzeltiyormuş gibi yaptı. Selin uzaklaşınca arkasından baktı. "Keşke hiç büyümeseydi" dedi. Doğduğu günü hatırladı. İlk göz ağrım dediği Selin'i kucağına aldığında gözlerinden yaşlar boşalmıştı. Şimdi yine doldu gözleri. Vahit'e göre birisi ona yalan söylüyorsa onu sevmediği anlamına geliyordu. Demek ki Selin de sevmiyordu. Kalbi sızladı. Allahım beni daha ne kadar sınayacaksın dedi içinden. Telefon çaldı. Hastaneden arıyorlardı.

"Vahit Bey, eşiniz yoğun bakıma alındı."

"Evlat Selin"

Selin, büfenin olduğu sokaktan dönerken arkasına baktı. Erkek arkadaşı köşede onu bekliyordu. "Ne oldu?" diye sordu. Selin gülümsedi.

"Verdi..." dedi. "Hem de istediğimden daha çok."

Birlikte eve kadar yürüdüler. Selin onunla vedalaşıp eve çıktı, zili çaldı. Efe meraklı gözlerle kapıyı açtı. Selin ona da gülümsedi.

"Babam yüz lira verdi..." dedi. "Hemen çıkalım."

Dün bakıp beğendikleri boğazlı kazağı alacaklardı. Alışveriş merkezine gidip hiç oyalanmadan ikinci kata çıktılar. En sondaki büyük mağazaya girdiler. Selin raftan aldığı pembe kazakla kasaya geldi. Hediye paketi yapılmasını istedi. İçine koyacağı notu dün yazmıştı: "Annem, sen evimizin ışığısın, lütfen dayan, bizi bırakma. Bu yumuşak pembe kazak kalbini ve vücudunu ısıtsın. Biz babamla idare ediyoruz sen hiç bizi düşünme. Seni çok seviyoruz."

Eve geldiklerinde babalarını perişan bir halde ağlarken buldular. Vahit onlara baktı, "Annenizi yoğun bakıma almışlar, bu kez durum daha ciddi galiba" dedi.

İkisi de bir an dondu kaldı. Sonra ne yapacaklarını bilemeden odalarına gittiler.

Hastaneye doğru yola çıktılar. Kimsenin ağzını bıçak açmıyordu. Ama hepsi içinden durmaksızın dua ediyordu. Hastaneye girer girmez neredeyse koşarak yoğun bakımın kapısına gittiler. Doktoru endişeyle yüzlerine baktı, "Elimizden geleni yapıyoruz. Siz yukarda odasında bekleyin" dedi.

Vahit, Şule'nin servisteki odasına geldiğinde tek kişilik koltuğa yığıldı kaldı. Yatağın başucundaki komodinde bir kalem ve kâğıt vardı. Kâğıdı eline aldı, yeni yazıldığı belliydi. Belli ki

Şule yoğun bakıma gitmeden yazmıştı. "Vahit can yoldaşım, Selin'im ilk göz ağrım, Efe'm canım oğlum. Elimde olmadan gidersem affedin beni. Tek isteğim var sizden. Ne olur birbirinizi hiç bırakmayın. Ben size bakmayı hiç bırakmayacağım." Vahit okuyamadı daha fazla, şefkatle yazılara dokundu, mektubu dünyadaki en narin şeymiş gibi katladı ve cüzdanına koydu. En sonunda hıçkırarak ağlamaya başladı. "Allahım karımı bize bağışla" diye yalvarıyordu. O an söz verdi kendine. Çocuklar anlamadı ne olduğunu. Vahit kalktı koltuktan, iki evladına da sımsıkı sarıldı. "Söz veriyorum, söz..." dedi.

Birkaç gün sonra Şule'den iyi haber geldi. Yeni bir tedaviyle kalbi toparlanmaya başlamıştı. Servisteki odasına geldi. Vahit'i ve çocuklarını hiç olmadığı kadar yakın gördü. Bir hafta sonra evine dönmeye hazırdı.

Bu ailede aslında herkes birbirini seviyordu. Sevgi tıpkı bir hayalet gibi evin içinde dolaşıyor, ama onu kimse görmüyordu. İtaat beklentisi, sabırsızlık, anlayış eksikliği ve yaşamın getirdiği zorluklar öyle ön plana geçmişti ki bu sevgi görünmez hale gelmişti. Herkes kendi duygusal duvarlarının arkasında yaşadığı acıları hafifletmeye çalışıyordu. İçinde sevgi olan her ilişkinin şansı vardır. Biliyoruz ki aileyi ayakta tutan ve dağılmasını engelleyen bir şey varsa o da sevgidir. Sevgi, evinizde hayalet gibi dolaşmasın, onu görünür kılın.

***

Finlandiya'da 13.000 kişi üzerinde yapılan bir çalışma, daha fazla sosyal bağlantıya sahip olmanın daha düşük kalp hastalığı riski anlamına geldiğini göstermiştir. Yaşları 42 ile 77 arasında değişen 32.000'den fazla erkek üzerinde yapılan başka bir çalışma ise, sosyal olarak izole olan erkeklerin kalp krizinden ölme riskinin neredeyse iki kat fazla olduğunu bulmuştur. Araştırmacılar sosyal izolasyonu bekâr olmak, altı arkadaş ya da aile üyesinden daha azına sahip olmak, dini grup ya da bir topluluğa üye olmamak olarak tanımlanmıştır. 15 yıl süren başka bir çalışma ise 50 yaş ve üzeri erkeklerde yapılmış ve sosyal ilişkileri zayıf olan ve güçlü olan erkekleri karşılaştırmıştır. Sonuçlar aynı şekilde çarpıcıdır: Sosyal ilişkileri zayıf olan erkeklerin, kalp hastalığından ölme riski yüzde 60 fazladır.

Sosyal izolasyon ve yalnızlık, 21. yüzyıldaki en önemli sorunlardan birisidir. Daha önce gördüğümüz gibi yalnızlık, depresyona girme riskimizi artırır ve kalp sağlığımızı bozar. İyi ve kötü günde bize uzanan dost elinin yerini anti-depresanlar almaya başlamıştır. Ama bir ilaç, bir dost elinin yerini tutabilir mi? İlaçlar sadece geçici olarak yalnızlığı giderir. Yalnızlığın asıl ilacı yeniden bağ kurmak ve dost elini yeniden tutmaktır.

"Aşk Kalbe İyi Gelir"

"Benim beklediğim aşk başka!" dedi. "O, bütün mantıkların dışında, tarifi imkânsız ve mahiyeti bilinmeyen bir şey. Sevmek ve hoşlanmak başka; istemek, bütün ruhuyla, bütün vücuduyla, her şeyiyle istemek başka... Aşk, bence bu istemektir. Mukavemet edilmez bir istemek!"

– Sabahattin Ali, *Kürk Mantolu Madonna*

İbni Sina'nın *Kanun* adlı etkileyici eserinin üçüncü cildi, sinir sistemi ve ruh ile ilgilidir. Ünlü hekim İbni Sina burada aşkın belirtilerini şöyle tanımlamıştır:

- İnce bir vücut
- Muhtemelen uykusuzluktan çökmüş ve kuru gözler
- Ağlama ve gülme arasında gidip gelen dalgalı bir ruh hali
- Bazen hızlanan, bazen duraksayan nefesler
- Terleme
- Düzensiz nabız (sevgilinin adı geçince hızlanan ve daha da düzensizleşen)

Sevgi, hissettiğimiz en derin ve yüce duygulardan biridir. Tüm kültürlerde insanları birbirine bağlayan evrensel bir kavramdır. Aşk ise sevginin en özel türüdür. Birçok farklı sevgi olsa da çoğumuzun kalbi aşkı arar. Uyumlu bir aşk, sağlık ve mutluluğumuz için tamamlayıcıdır. Birçok çalışma, destekleyici bir aşk ilişkisinin kaygıyı azalttığını, özgüveni desteklediğini ve depresyon dahil birçok psikolojik sorunu yaşama olasılığını azalttığını gösteriyor. Aşk, mutluluğumuza yaptığı katkının yanı sıra fiziksel sağlığımızı da etkiliyor.

Âşık olmanın kalbe iyi geldiğine dair araştırmalar var. Âşık olduğunuz kişiyle birlikteyken kan basıncı hafifçe düşüyor. Bir araştırmaya katılan âşıkların kan basınçları altı gün boyunca izlenmiş. Veriler, âşık çiftlerin birlikteyken kan basınçlarının ortalama bir puan azaldığını gösteriyor. Yani aşk, kalp hastalıklarına karşı koruyucu bir kalkan görevi görebilir.

Âşık olduğumuz kişiyi görmek kalbimizin hızlı atmasına neden olur. Olağanüstü bir heyecan duyarız. Dış dünya silikleşir, âşık olduğumuz kişi berraklaşır.

Kalbimizin en duygusal şekilde atması, göğsümüzden yayılan o anlamlı duygu, aynı zamanda beyin kimyasallarının salınması ile de ilgilidir. Bunlardan en önemlileri dopamin ve oksitosindir. Bu duygular bize sadece iyi hissettirmekle kalmıyor, uzun dönemde kalp sağlığımızı da koruyor. Oksitosinin temel görevlerinden birisi, kalbimizi stresin etkilerinden korumaktır. Oksitosin kalp dostu harika bir hormondur.

Harvard Üniversitesi'nde yapılan bir çalışmaya göre, insanlar yaşamlarını ya aşkın etrafında ya da aşkı arayarak geçiriyor.

Aşktan bahsettiğimizde sevgi, tutku, beklenti ve güven gibi kavramlarla birlikte, beynin ödül merkezi de konuya dahildir. Yani aşkın arkasında kimyasal bir süreç vardır. Midenizde çırpınan kelebekler, heyecanla yerinden fırlamak üzere olan kalbiniz, beyin kimyasallarınızın ürünüdür. Bu kimyasallardan ikisi özellikle öne çıkıyor: dopamin ve oksitosin. Aşkın ilk döneminde oldukça artan dopamin bize iyi hissettirir, tüm duyularımızı belirginleştirir. Hayatın tüm renkleri daha parlak görünmeye başlar. Yani hem duygular hem fizyoloji birbirine sıkı sıkıya bağlıdır. Bu süreçlerin hepsi âşık olduğumuz kişiye odaklanmamıza yol açar. Özetle aşk beyin kimyasını değiştirir.

Âşıkken beyinden vücuda ve vücuttan da beyne sinyaller gider. Âşık olduğumuz kişiye dokunmak, resmini görmek ya da sadece düşünmek bile beyindeki bu ödül merkezini harekete geçirmek için yeterlidir. Bunlar aşkın tatlı anlarıdır. Ancak her zaman bu tatlı anlarla devam etmez. Bazı aşklarda korkular, reddedilme ve kaybetme kaygıları devreye girer. Bu durumda aşk ödül değil ceza haline gelmeye başlar.

Kırık Bir Kalbin Sağlığımıza Etkisi

"Mecnun'un Kalbine Ne Oldu?"

Mecnun ve Leyla genç yaşlarda birbirlerine âşık olur, onlar birlikte büyürken aşkları da büyür. Yıllar içinde Mecnun'un Leyla için yazdığı şiirler dilden dile dolaşmaya başlar. Leyla'nın babası giderek bu durumdan rahatsız olur ve Leyla'ya Mecnun'u görmeyi yasaklar. Mecnun mahvolur, gece gündüz ağlamaya başlar. Yemeden içmeden kesilir, zayıflar. Gözüne uyku girmez olur. Babasına gidip Leyla ile evlenmek istediğini söyler. Babası bu evliliğe razı olmaz. Leyla ve ailesi en sonunda kasabadan taşınırlar ve babası Leyla'yı zorla başka bir adamla evlendirir.

Mecnun'un durumu daha da kötüye gider. Hiçbir tedavi işe yaramaz. Babası Mecnun'u Mekke'ye götürür ve Kâbe'ye dokunarak dua etmesini ister. Mecnun dua eder, Allah'a yalvarır. Ama babasının istediği gibi bu aşk acısından kurtulmak için değil, Leyla'yı daha çok sevebilmek için dua eder:

"Ya Rab bela-i aşk ile kıl aşina beni" der.

Mecnun herkesle ilişkisini keser, ailesinden ayrılır. Leyla'ya olan aşkı onu çılgına çevirmiş, çöllere düşürmüştür.

Leyla da mutsuzdur. Mecnun'un aşkıyla hastalanır. Hiçbir hekim ona çare bulamaz ve Leyla ölür. Leyla'nın öldüğünü öğrenen Mecnun onun mezarına gider, Leyla'ya kavuşabilmek için Allah'a yalvarır, canını alması için ağlamaya başlar. Sevdiğinin mezarı başında Mecnun da ruhunu teslim eder. İki âşık en sonunda mezarda kavuşmuştur.

***

Arap, Türk ve Fars edebiyatının en önemli aşk temalarından birisi olan Leyla ile Mecnun birçok şiir ve hikâyeye konu olmuştur. Bu metinler üzerinde adeta bir dedektif edasıyla çalışan kardiyolog Hajar Ahmed Hajar Albinali, Mecnun'un kalbiyle ilgili yeni ve enteresan bilgilere ulaşmıştır.

Mecnun'un aşk acısını tariflerken anlatılan çarpıntı, baygınlık hissi, uykusuzluk, kilo kaybı, gerginlik gibi şikâyetler birçok kalp hastasında rastlanan şikâyetlerdi. Ancak bu şikâyetler başka hastalıklarda da özellikle ruhsal sorunlarda da görülebilmekteydi. Dr. Albinali'yi kalp hastalığı olduğuna ikna eden ise çok daha dramatik bir belge idi. Bu belge Mecnun'un cenazesi yıkanırken bulunmuş, kumaş parçasına yazılmış bir şiirdi:

"Kalbim sıkıca tutuldu
Bir kuşun pençeleriyle
Ve şiddetle sıkıştı kalbim
Leyla'nın adı geçtiğinde."

Mecnun bu şiiri, Leyla'nın mezarı başında ölmeden hemen önce yazmıştır.

Dr. Albinali'ya göre bu şiir, tıp tarihinde ilk anjina, yani göğüs ağrısını tanımlayan belgedir ve Mecnun, kalp krizinden ölmüştür.

Aşk kalbe iyi gelir ama bir de madalyonun diğer yüzü var. Kırık bir kalp, kalp sağlığımız için kötü olabilir. Sevdiğimiz birini kaybetmenin bedenimiz üzerinde çok olumsuz etkisi vardır. Ama kuşkusuz bunun kendisini en çok gösterdiği yer kalbimiz.

Kalp krizlerinin çoğu, kalp damarlarındaki plaklar parçalanıp koptuğu zaman meydana gelmektedir. Ancak farklı bir kalp krizi türü var ki bu durumda damarlar tamamen açıktır ve plak yoktur. Bu olağandışı kalp krizinin nedeni, ani duygusal strestir. İlk olarak Japon doktor Takotsubo tarafından tanımlanan bu durum, "Takotsubo Kardiyomiyopatisi" olarak anılmaktadır. Bu tablo, tipik bir kalp krizinden daha az zararlı görünmektedir. Bir diğer adı da Kırık Kalp Sendromu'dur.

Kırık Kalp Sendromu kalp krizi belirtilerini gösterir: Göğüs ağrısı, nefes darlığı, kalp yetmezliği ve kan basıncının düşmesi. Ancak fark, kalp damarlarında genellikle önemli tıkanma ya da darlık olmamasıdır. Başka bir fark ise, kalp kasının çok zarar görmemesi ve hasarın geçici olmasıdır. Kalp, hiç beklemediği bu stres ya da kayıpla nasıl başa çıkacağını bilemez. Kalp yetmezliği tedavisinde kullanılan ilaçlarla tedavi edilen bu sendromdan kurtulmak için, strese neden olan durumun da ele alınması önemlidir. Gerekli durumlarda psikiyatrik tedavi ya da psikoterapi önerilir. Neyse ki kalp, normal durumuna birkaç hafta ile birkaç ay arasında dönmektedir ve tekrarlama olasılığı da düşüktür.

Avrupa ve Amerika'da Kırık Kalp Sendromu teşhisi konan 1750 kişinin dahil olduğu bir çalışmada, bu kişilerin yüzde 90'ının kadın olduğu ve ortalama yaşlarının 67 olduğu ortaya çıkmıştır. Bu durumun en yaygın nedenlerinden birinin ise duygusal bir şok yaşamak olduğu görülmüştür.

Kırık Kalp Sendromu'nun en bilinen nedenlerinden biri, sevilen birinin ayrılık ya da ölüm nedenleriyle yaşamımızdan çıkmasıdır. Özellikle sevilen birinin beklenmedik kaybının (ölüm ya da ayrılık yoluyla), stres hormonlarının aşırı taşmasına yol açarak kalbi etkilediği düşünülmektedir. Duygusal şoka tepki olarak salgılanan aşırı adrenalin, kalp kaslarını zayıflatır.

Hollanda'da yapılan bir çalışma, ilişki kayıpları ve reddedilmenin parasempatik sinir sistemini tetiklediğini ve kalp atış hızlarında anlık önemli düşüşe neden olduğunu göstermiştir. Bu sırada yaşanan korku, aynı zamanda kalbi canlandıran sempatik sinir sistemini harekete geçirmektedir. Yani parasempatik ve sempatik etki "dur kalk" etkisiyle kalp üzerinde olumsuz etki yapmaktadır. Ama en büyük risk grubu menopoz sonrası dönemdeki kadınlardır. Bunun nedeni de östrojen seviyelerinin düşmesi nedeniyle kadın kalbinin daha kırılgan hale gelmesidir. Bu hormonsal değişim, kalbin sol bölümündeki duyarlılığı artırıyor. Kırık Kalp Sendromu, daha çok kadınlarda görülse de nadiren erkeklerde de görülüyor.

Kırık Kalp Sendromu, duygusal acının kalp sağlığımız üzerinde kendisini doğrudan ve hızla gösteren en dramatik örneklerden biridir. Kayıp, yaşamın acı gerçeklerinden biridir. Çoğu insan için yeniden ilişki ve aşk yaşamak imkânsız görünse de kapıları açık tutmak ve kaybettiğimiz ilişkinin yasını tuttuktan sonra yeniden mutluluğu bulmak mümkündür. Yaraları sarmak ve yeniden bağlanmak için her zaman şansımız vardır.

İhtiyacımız olan aşk, güçlü paylaşımlarımızın olduğu, bizi destekleyen ve bize enerji verendir. Bizi aşağıya çeken aşk ve duygusal ilişkiler üzerinde düşünmemiz ve harekete geçmemiz gerekir. Bir ilişki bizi mutsuz etse bile, bağlanma duygumuz "ondan" ayrılma fikrine şiddetle karşı çıkar. Ancak yaşamımızdaki ilişkileri ve insanları gözümüzde büyütmek ve idealleştirmek kendi önümüze kurduğumuz büyük bir barikattır. Bu barikatı aşmak için uğraşmaktansa, en baştan "acı veren aşka" karşı dikkatli olmak ve yolumuzu açmak daha iyidir. Yoksa kalbinizin kontrolü sizden çıkar. Sık sık aşk ilişkilerinde bu durumu yaşıyorsanız, kontrolü yani içsel gücünüzü geri almanın zamanı gelmiştir.

Aşk nesnesinin kaybı, en yoğun acılara neden olur. Kalbinizin en derin noktasına dokunur ve yaşamınız bir süre durur. Kayıp, tipik olarak yas duygusunu başlatır. Bazı kayıplar yas tutma sürecinden çıkamadığımız bir duruma dönüşür. Yas da diğer birçok duygu gibi evrensel bir duygudur. Kişiliğimiz ve yaşam hikâyelerimiz, yas dönemini nasıl geçirdiğimizi önemli ölçüde belirler. Kaygılı bağlanma tarzına sahipseniz ya da obsesif bir âşıksanız bu yas uzun sürer.

Sevdiğimiz bir ilişkinin yaşamımızdan çıkması, duygusal olarak yıkıcıdır. İnsanları derin bir keder duygusuna sürükler. Bu durumlarda en çok ihtiyacımız olan şey, ailemizden ve arkadaşlarımızdan aldığımız duygusal destektir. Bu destek, kalbimizin etrafını duygusal bir zırh gibi sarar. Bu görünmez zırh, kalbin koruyucusu gibidir.

Evlilik Kalbe İyi Geliyor

Finlandiya'da 15.000 kişi üzerinde yapılan bir çalışmada, yalnız insanların kalp krizinden ölme olasılıklarının evli insanlara göre iki ya da üç kat fazla olduğu ortaya çıkmış. Framingham çalışmasında da 10 yıl boyunca takip edilen 3700 erkekten evli olanların ölüm oranları, yalnız yaşayan erkeklere göre daha düşük bulunmuş. Yani evli olmanın kalp sağlığı için koruyucu bir etkisi var. Ama bu koruyucu etki, kadın ve erkekler arasında aynı şekilde işlemiyor.

Evlilik, erkeklerin genel sağlığını olumlu etkilerken, kadınlar ise evliliklerinde "mutluysa" olumlu etkiliyor. Mutsuz bir evlilik, kalp sağlığı için koruyucu etkiye sahip değil. Tam tersine mutsuz ve stresli bir evlilik, kadınların kalp sağlığı için zararlı görünüyor. Yaşları 30-65 arasında değişen ve kalp damar hastalığı olan kadınlar üzerinde yapılan bir çalışmada, evlilik stresi olanların yeniden kalp krizi geçirmesi ya da kardiyak ölüm ihtimali üç kat daha fazla bulunmuş. "Stres ve Kalp" bölümünde de belirttiğimiz gibi kadınlar için evlilik stresi, erkekler içinse iş stresi kalp sağlığı için riskli.

Destekleyici ve mutlu bir evlilik, kalp sağlığı için oldukça önemli görünüyor. Fakat evlilikteki olumsuz iletişim ve sık yaşanan hayal kırıklıkları da sağlığımızı bozuyor. Yapılan bir çalışmada, evli çiftlerin yaşadığı şiddetli tartışmalar sırasında, bağışıklık sistemlerinin zayıfladığına ilişkin işaretler görülmüştür. Sevgi dolu, olumlu bir iletişim ise vücudumuzun savunma sistemini güçlendiriyor. Hatta bu anlamlı ilişkiler ağı, gelecekteki demans riskini bile azaltabiliyor. Yani sevgi dolu ilişkilere yaptığımız yatırım, yaşam boyu bedenimizi korumaya yardım ediyor.

Evlilik her zaman keyifli ve kolay bir süreç değildir. Birlikte yaşamanın güzel yanları kadar zorlayıcı yanları da vardır. Bazen akşam yemeği gibi sıradan bir konu bile tartışma çıkarabilmektedir. Çatışmalara ortak bir çözüm bulmak her zaman kolay olmaz. Olumlu iletişim ve uyumlu karar verme yeteneklerini daha iyi kullanan çiftler için çatışmanın çözümü daha kolaydır. Ama öfkeli, sert ifadeler kullanmak, eleştirel ve küçümseyici ses tonu ve beden dili, çatışmayı çözmediği gibi kalp hastalıklarına karşı bizi daha zayıf bırakmaktadır.

2014'te yapılan bir çalışmada, evlilikteki ilişki kalitesi ile kalp damar sağlığı arasındaki bağlantıya bakılmış. Eğer evlilikte hissettiğiniz destek yüksekse kalp hastalığı riskiniz azalıyor. Ancak eşinizden hissettiğiniz destek belirsiz ve düşükse, bu kalp damarlarınızda kireçlenme riskini artırıyor.

Bir çalışmada, en az 36 yıldır evli olan 136 çiftte hem evlilik kalitelerini hem de eşlerinden algıladıkları destek düzeyini ölçen anketleri doldurmaları istendi. Daha sonra araştırmacılar, bu çiftlerin kalp damarlarında kireçlenme olup olmadığını kontrol etmek için bir bilgisayarlı tomografi taraması yaptılar. Sonuçlar şunu gösterdi: Her iki taraf, diğer eşin verdiği desteği belirsiz ve düzensiz olarak görüyorsa kalsifikasyon seviyeleri en yüksekti. Sonuçlar kadın ve erkek için benzerdi. Çiftlerin sadece yüzde 30'u eşlerinin sürekli ve olumlu destek sunduğunu belirtmişti. Geri kalan yüzde 70 içinse, eşleri belirsiz ve düzensiz destek sunuyordu. En şaşırtıcı sonuç ise, birbirlerini sürekli desteklemenin, kalp sağlığı üzerinde en olumlu etkiyi yapmasıydı.

Evlilik ilişkisinde sevgi ve şefkatle verilen destek, kalbin koruyucusu gibi görünüyor. Hepimiz bu desteği hak ediyoruz. Ama bilinçli ya da bilinçsiz olarak bu tür bir desteğin olmadığı bir evlilik içindeyseniz, bunu geliştirmek için adımlar atmanız gerekiyor. Böylece hem kendi kalbinizi hem de eşinizin kalbini koruyabilirsiniz.

Sağlıklı bir evlilik, fiziksel sağlığınız için önemlidir. İlişkinizin kalıcı ve sevgi dolu olması için çaba göstermeye değer. Duygusal iletişim ve karşı görüşlere saygı, öfke ve depresyon riskini de azaltır.

Evliliğinizi bir tohum gibi besleyin ve büyütün. Evlilik yemininizi her zaman aklınızda bulundurun: "İyi günde, kötü günde, hastalıkta ve sağlıkta, ölüm bizi ayırana kadar." Birbirinizi her zaman sevme ve koruma yeminini hatırlayın. Akıllı telefon ve tabletlere ayırdığınız zamanı azaltarak, sevdiklerinize dönün. Birçok kişinin yaşamını sosyal medyadan, yani uzaktan izlemek yerine, çevrenizdekileri yakından anlamaya çalışın. Yakın ilişki, kalp dostu ve koruyucudur. İlişkilerinizi anlamlı hale getirmek için zaman ayırın. Neşeli bir sohbet, eski bir anıdan bahsetmek, gelecekle ilgili bir kaygıyı paylaşmak gibi paylaşımlar çok değerlidir.

"Evlilik Ağacı"

Yeni evlenen çift, daha ilk aylarda, bu işin hiç de hayal ettikleri gibi olmadığını anlayıvermişti. Aslında birbirlerini sevmiyor değillerdi. Son zamanlarda o kadar sık olmasa da evlenmeden önce, birbirlerini çok sevdiklerine dair ne kadar da dil dökmüşlerdi. Ama şimdilerde, küçük bir söz, ufak bir hadise, aralarında orta çaplı bir kavganın çıkmasına yetiyordu.

Bir akşam oturup, ilişkilerini gözden geçirmeye karar verdiler. Her ikisi de boşanmayı istememekle beraber, işlerin böyle gitmeyeceğinin farkındaydı. Erkek, "Aklıma bir fikir geldi..." dedi. "Bahçeye bir ağaç dikelim ve eğer bu ağaç üç ay içinde kurursa boşanalım. Kurumaz da büyürse, bunu bir daha aklımızdan geçirmeyelim. Bu süre içinde de ayrı ayrı odalarda kalalım."

Bu ilginç fikir, kadının da hoşuna gitti. Ertesi gün gidip bir meyve fidanı aldılar ve birlikte bahçeye diktiler. Aradan bir ay geçti. Bir gece bahçede karşılaştılar. Her ikisinin de elinde, içi su dolu birer bidon vardı...

Zehirli İlişkiler ve Kalp

Hastalıkta ve sağlıkta, iyi günde ve kötü günde, yoksullukta ve bollukta, ölüm bizi ayırana dek...

Evlilik yemini, eşlerin ömür boyu birlikte kalmak için verdiği sözdür. Ama her evlilik ömür boyu sürmez. Evlilik ilişkisi katlanılmaz bir düzeye geldiğinde, çiftler artık ayrılmanın zorunlu olduğunu düşünür ve boşanmaya karar verir. Boşanma, yaşamdaki en zor süreçlerden birisidir. Bunun kalbimiz üzerindeki etkileri de tahmin edileceği gibi kötüdür.

2006'da yayımlanan ve yaşları 51-61 arasında değişen yaklaşık 9500 kişinin katıldığı bir çalışma, boşanmış ya da eşini kaybetmiş erkeklerin ve kadınların kalp damar hastalıklarının oranı, evli olan aynı yaş grubuna göre daha yüksek bulunmuştur. Başka bir çalışmada eşinden boşanmış ya da bekâr erkeklerin ölüm oranı, evli olmayan erkeklerden yüzde 250 daha fazla bulunmuştur.

Kadınlarda yaş faktörü belirgin bir risk göstermektedir. Orta yaşlı boşanmış kadınların, evli kadınlara oranla kalp hastalığına sahip olma olasılığı yüzde 60 daha fazladır. Bu risk, sadece boşanmanın ilk gerçekleştiği zamanlarda değil, ilerleyen zamanlarda da devam etmektedir.

İyi ilişkilere sahip olmak kalbimiz için iyidir ama bir de zehirli ilişkiler olarak adlandırılan ilişkiler var. Bazen, bu tür bir ilişkide olduğumuzu fark etmek zordur. Bu bir sevgili olabileceği gibi yakın bir arkadaş da olabilir.

Bu zehirli ilişkilerin fiziksel ve zihinsel sağlığımız için maliyeti yüksektir. Bu tarz ilişkiler yüksek kan basıncı ve obezite riskini artırmaktadır. Bu durum, "Stres ve Kalp" bölümünde anlattığımız gibi, vücudun sürekli "savaş" tepkisinde kalmasıyla ilgili. Zehirli ilişkiler, mükemmel işleyişe sahip bir sistemi olan bedenimizi tehdit eder. 2014 yılında yayımlanan bir çalışmada, 18 yıl boyunca 82.000 kadın takip edilmiş. Bu çalışmada, stresli yaşam olayları ve olumsuz ilişkilerin kadın kalp sağlığını etkilediği gösterilmiş. Eğer üzerinizde sosyal baskı yaratan zehirli ilişkileriniz varsa, kalp damar hastalığı geliştirme riskiniz %12, inme geçirme ihtimaliniz ise %10 artıyor. Bu yüzdeler, tüm geleneksel risk faktörlerinin yani genetik olarak kalp hastalığı riski ya da diyabet, hipertansiyon gibi rahatsızlıkların olmaması durumunda bile geçerli. Bu rakamlar, zehirli ilişkileri onarmanız ya da bitirmeniz için alarma geçmeniz anlamına geliyor.

Zehirli ilişkiyi onarmaya çalışın, ama her şeyi denemenize rağmen düzelmiyorsa, bitirmek en iyi çözümdür. Bazı ilişkiler ne yaparsak yapalım düzelmeyebilir. Bu ilişkileri sonlandırmak genellikle zordur. Bu tür durumlarda kendinize ya da karşınızdaki kişiye haksızlık yapıp yapmadığınızı sormanızda yarar var. Sıklıkla karşımızdaki kişiyi değişmesi için zorlarız. İdealler ve gerçekler arasındaki bu çatışma giderek kördüğüm haline gelir. Zehirli bir ilişkinin kalbinizi daha fazla zehirlemesine izin vermeyin. İlişki sizde stres, öfke, kaygı ya da depresif duygu durum yaratıyorsa, kendinize yeni bir rota çizin. Zehirli bir ilişkide genellikle birbirine karşıt duygular savaş halindedir.

Umut: "Her şey düzelebilir ve yeniden mutlu olabiliriz."
Umutsuzluk: "Hiçbir şey düzelmeyecek, çaresizim."
Sevgi: "Hayatım boyunca kimseyi onun kadar sevemem."
Nefret: "Keşke hiç karşılaşmasaydık, hayatımı mahvetti."

Bu karşıt duygular, ruhumuzu içten içe kemirir ve kalbimizi bir kısırdöngünün içine hapseder. Sağlıklı ve mutluluk veren bir ilişkinin temek özellikleri, bize iyi hissettirmesi ve güven vermesidir. Bir ilişki bunu sağlamıyorsa, düşünmeniz gerekir. Zehirli bir ilişkide karar almak söz konusu olduğunda ne yapabiliriz? En iyi seçeneklerden birisi kararlarımızı güncellemektir. Geçmişte aldığımız bir kararı, şartlar tersine döndüğünde korumaya çalışmak boşa kürek çekmektir. İlişkiyi geliştirmek karşılıklı bir süreçtir. Masadan kalkmak için ısrar eden bir partnerle ya da arkadaşla ilişki geliştirmek zordur. Masadan kalkma kararını siz de verebilirsiniz. Mutlu olma kararını vermek için asla geç değildir.

Beyhan böyle bir kararı vermek için neredeyse kırk yıl bekledi.

"Mektup"

Yazdığı mektubu salondaki masanın üzerine bıraktı. Zarfa gerek yok diye düşündü. Mektubu defalarca okumuştu. Ekleyebileceği başka bir şey kalmamıştı. Yıllarca çektiği o derin acılar nasıl da bu iki sayfalık mektuba sığmıştı? Evliliği beklemekle geçmişti. Her evlilik yıldönümünde belki bu yıl düzelir diye başlayan umutlar. Ne garipti kendisindeki bu bitmeyen umut. Beyhan tam kırk yıl umutla beklemişti.

Düğün günü aklına geldi. Elindeki evlilik cüzdanına nasıl da sevgiyle dokunmuştu. Parlak kırmızı yüzeyine dokunmak ne güzeldi. Nikâh salonundan eve gelir gelmez evlilik cüzdanını da bu masanın üzerine koymuştu. Şimdi aynı masada kırk yılın acısını döktüğü mektup vardı.

Özenle hazırladığı bu evin en güzel yeri salondu. Salonda eski ahşap masif masa, koyu yeşil koltuk takımı ve el dokuma bordo yeşil desenli bir halı vardı. Burada güzel anılar biriktirmeyi beklerken, gözlerine bakmayan ve kendisine hiç gülümsemeyen kocasıyla tam kırk yıl geçirmişti. Kocası yıllarca onu aşağılamıştı. Her fırsatta akrabalarının yanında şunu söylerdi: "Beyhan bana hiç uygun değildi, ama evlendik bir kere."

Birkaç yıl önce komşusunun ısrarıyla bir hocaya gitmişti. Hoca her şeyi aydınlatmıştı. "Sana büyü yapılmış kızım" demişti. Beyhan'ın içine bir ferahlık gelmiş, nasıl düşünemedim diye kendi kendine kızmıştı. Yani sorumlu ne kendisi ne de kocasıydı. Hoca ona bu tür büyülerin otuz yıl ömrü olduğunu söyle-

mişti. Otuz yıl sonra büyü etkisini kaybediyordu. Ama otuz yıl çoktan dolmuştu. O bunu öğrendiğinde evliliğinin otuz altıncı yılındaydı. Büyünün etkisi geçtiyse bir şeylerin değişmesi gerekmez miydi? Daha ne kadar bekleyebilirdi ki?

"Doğru yaptım" dedi içinden. Bir kuş gibi hafif hissetti kendini. Şimdi tek yapması gereken, kocasının tepkisini beklemekti.

***

Sinan eve geldiğinde saat akşam altı buçuktu. Şirkette her zamanki sıkıcı günlerinden birini yaşamıştı. Ev sıcak geldi. Pencerelere baktı, hepsi kapalıydı. Beyhan evde değildi demek ki. Arkadaşlarıyla marinaya gitmiştir diye düşündü. Elindeki siyah çantayı salondaki masanın üzerine koydu. Gözüne katlanmış bir kâğıt çarptı. Kâğıdı eline aldı. İki sayfalık bir yazıydı bu. "Sinan" diye başlayan bir mektup. Yeşil kadife kanepeye oturdu. Mektubu okuyup okumamakta kararsız kaldı. Beyhan her zamanki dırdırını şimdi de yazarak anlatmaya çalışmıştır diye düşündü. "Yemekten sonra mı okusam?" dedi. "Şimdi keyfim daha da çok kaçacak." Günün stresini ancak evde güzel bir yemek yediğinde atabiliyordu. Kısa süreli de olsa bir iyilik hali geliyordu üzerine. Mektubu tekrar masaya bıraktı. Mutfağa geçti. Buzdolabını açtı. Beyhan evde olmadığı zaman onun için mutlaka birkaç çeşit yemek hazırlar ve buzdolabına koyardı. Buzdolabı boştu. Anlam veremedi. Canı sıkıldı, kızdı Beyhan'a.

Salona geldi tekrar. Mektubu okuyup dışarı çıkmaya karar verdi. Yan sokakta ev yemekleri yapan bir yer vardı. Evde tartışma olunca oraya gidip yemek yerdi. Her gittiğinde sahibi olan kadın yüzüne suçlar gibi ters ters bakardı. Yüzünde "Ne oldu, yine mi kavga ettiniz?" der gibi bir ifade olurdu. Yine de yemekleri güzeldi. Tüm kadınlar aynı nasıl olsa dedi. Çantasından gözlüğünü aldı. Mektubu okumaya başladı:

"Sinan, hayatıma kattığın acılara daha fazla dayanamaya-

cağım. Senin yüzünden sağlığımı kaybettim. Dün doktor bana neler söyledi bilsen. Sanki son yıllarımı yaşıyormuşum hissine kapıldım. Seninle ilk tanıştığımız günü hatırlıyor musun? Bana öyle anlamlı baktın, elimi öyle şefkatle tuttun ki kalbim hiç şüpheye düşmeden kendini sana teslim etti. Kırk yıl bekledim. Sadece altı ay mutlu olabildik seninle. O da Almanya'da kaldığımız zaman. Annen ve kız kardeşin yoktu orada tabii. Sen yıllarca onların sözünden çıkmadın. Her fırsatta beni aşağıladın. Benim umudum kalmadı artık."

Sinan okumaya devam etmek istemedi. "Ne var bu kadar saçma sapan şeyler yazacak!" dedi. "Erkekler sevgisini göstermez ki!" Çantasını masanın üzerinden alıp çıkmaya hazırlandı. İçinden bir his mektubun sonuna bakmasını söyledi. Mektubu eline aldı. İkinci sayfanın sonuna baktı. Büyük harflerle yazılmış şu cümleyi gördü: "EŞYALARINI BAVULA KOYDUM. LÜTFEN AL VE BU EVDEN GİT."

Bu evlilikte, yıllarca dile getirilmeyen, getirilse de karşı tarafın görmediği derin duygular vardı. Beyhan, evliliği düzelir umuduyla yıllarca sabretmişti. Bu derin duygular kalbini öylesine acıtıyordu ki en sonunda kısa bir mektuba döküldü ve son noktayı koyduğunu düşündü. Sinan evden ayrıldı. Aradan aylar geçti. Başlangıçta rahatsız edici atmosferden kurtulmak ikisine de iyi gelmişti. Ama sonra fark ettiler ki derin bir eksiklik var yaşamlarında. Ayrı evlerde yalnız olmak ikisi için de üzücü olmaya başlamıştı. Sekiz ay sonra bir gün Sinan Beyhan'ı aradı. Dışarıda bir kahve içmeyi önerdi. Bu görüşme onları yavaş yavaş birbirlerine yaklaştırdı. Şimdi yeniden aynı evdeler. Evlilikleri mükemmel hale gelmese de birbirlerini anlamak ve ilişkilerini geliştirmek için çaba gösteriyorlar.

Çatışmaların Kalp Sağlığı Üzerine Etkisi

Stresli ve çekişmeli ilişkilerin sağlığımız için tehlikeli olduğunu söylemiştik. Tehlike hem özel hem de aile ve arkadaşlık ilişkilerimiz için geçerli. İngiltere'de 9000 kişi üzerinde yapılan bir çalışma, herhangi türde bir yakın ilişkideki olumsuz durumları deneyimlemenin, kalp hastalığı riskini yüzde 34 artırdığını göstermiştir.

Peki, kadınlar ve erkekler çatışma sırasında nasıl davranıyor ve bu kalp sağlığını nasıl etkiliyor? Daha önce bahsettiğimiz Framingham çalışmasında, erkeklerin ve kadınların çatışma zamanlarında nasıl davrandığının kalp sağlıkları üzerindeki etkisine de bakılmış. Tartışma sırasında sessiz kalan kadınların ölüm olasılığı, konuşan ve tartışan kadınlara göre dört kat fazla bulunmuş. Bu, olumsuz duyguları bastırmanın, fiziksel sağlık üzerinde olumsuz etkisi olduğunu gösteriyor. Ani öfkenin de kalp sağlığımız üzerindeki olumsuz etkisini düşünürsek, etkili iletişim yöntemlerini bulmamız zorunlu görünüyor. En yüksek gerilimli durumlarda bile uzlaşmayı ve ilişkiyi yeniden inşa etmeyi öğrenebiliriz.

İlişkilerde çatışmaları nasıl yöneteceğimizi ve uzlaşacağımızı öğrendiğimizde, farklılıklarımız sorun değil tamamlayıcı olacaktır. John Gottman, ilişkilerde olumlu etkileşimlerin olumsuz etkileşimlerden beş kat daha fazla olması gerektiğini söylüyor. Yani yaşadığınız her bir olumsuz deneyime karşılık, beş olumlu deneyim gerekiyor.

Genellikle mükemmel başlayan bir ilişkinin zamanla değişmeye başlaması hepimiz için üzücüdür. Bu değişim, ilişkinin doğal bir parçasıdır. Birçok şey bir ilişkiyi etkileyebilir: Çocuklar, yakınlık eksikliği, seksüel konular, iş sorunları, kendi kişisel yolculuğunuz, ilgi kaybı, stres ya da sağlıkla ilgili konular. İlişkiler ilk yoğunluğunu kaybetse de onları geliştirmek ve büyütmek için fırsatlarımız vardır.

İlişkiler İçin Kalp Dostu Öneriler

İçinde sevgi olan her tür ilişki, iyiye doğru gelişebilir. Bu sevgiyi derin bir denizdeki inci gibi uzun uğraşlar sonucu bulabilirsiniz. Ama bu çaba, o değerli inciyi bulmaya değer. Bize kusursuz bir şekilde hizmet eden kalbimizi, sevgi dolu ilişkilerle nasıl destekleyebileceğimize odaklanalım.

1. Altın Anahtar: Duygusal İletişim

Sağlıklı ilişkiyi sürdürmek için anahtar iletişimdir. Duygunun katıldığı iletişim ise altın anahtardır. Duygusal iletişim, birbirinize daha yakın hissetmenize yardım eder. Sadece günün nasıl geçtiği gibi yüzeysel konuların yanında, düzenli bir duygusal iletişimin derin ve kalıcı etkileri vardır. Partnerinize "Bugün nasıl hissettin, mutlu musun?" gibi sorular sormak, gününün nasıl geçtiğini sormaktan daha anlamlıdır.

Anlaşmazlıklar tabii ki ilişkinin bir parçasıdır. Ancak ayrılma olmadan da anlaşmazlıkları çözme yollarını bulabilirsiniz. Ayrılık tehditleri ise her iki tarafa da bıkkınlık verir ve giderek etkisi azalır. Olumsuz iletişim, öfke, aşağılama ve hakaret ilişkiyi sürekli sarsar ve pamuk ipliğine bağlı hissettirir. Ayrıca etkin dinleme konusunda kendinizi geliştirin. Konuştuğunuz kadar dinlediğinizden de emin olun.

İhtiyaçlarınız hakkında açık ve dürüst olun. Sağlam ilişkiler uzlaşma, saygı ve güven üzerine kurulur. Eğer fiziksel temas ihtiyacınız partneriniz tarafından tam olarak karşılanmıyorsa, nazikçe ondan bunu yapmasını isteyebilirsiniz. Bu iki yönlü bir yoldur, her ikiniz de daha yakın olmanın ve daha derin ilişkinin fiziksel ve duygusal yararlarından keyif alacaksınız.

Her tür iletişimde altın kuralı hatırlayın:

Kendinize yapılmasını istemediğiniz bir şeyi başkasına yapmayın.

Size söylendiği zaman sizi inciten bir sözü partnerinize söylerken, bir daha düşünün.

2. Duygusal Banka Hesabını Sevgiyle Doldurun

Sevgi, şefkat ve özen göstermek, hassasiyetlere karşı duyarlı olmak, dürüstlük ve şeffaflık ilişkideki en değerli özelliklerdir. Çoğu ilişkinin sürmesini engelleyen faktörlerin başında özensizlik geliyor. Burada Stephen Covey'in Duygusal Banka Hesabı kavramından bahsetmemizde yarar var. Her tür ilişkide güven, sürekli duygusal yatırım yaparsak gelişir. Koşulsuz sevgi yatırımı yaptığımızda ilişki beslenir ve büyür. Hesaptan sürekli çektiğimizde ise kalpler düğümlenir. Duygusal banka hesabı boşalırken, bir uyurgezer gibi dolaşırsak, hesabın kapanma ihtimali yüksektir.

Duygusal Banka Hesabı'na yatırım yapma yolları:

- Sevgi göstermek
- Dinlemek
- Küçük şeylerle ilgilenmek
- Nezaket
- Dürüstlük
- Verilen sözleri tutmak
- Sadakat

Duygusal Banka Hesabı'nı boşaltmanın yolları:

- İhmal etmek, ilgisizlik
- Dinlememek
- Eleştirmek
- Saygısız ve kaba davranmak
- Güvene ihanet etmek
- Kin tutmak

Hesaba yatırım yapmaktan çok, sürekli çekerseniz hesabın aktif kalması zorlaşır. Aklımızdan çıkarmamamız gereken başka bir nokta, ilişkilerde iniş çıkışların olduğunu bilmenin ve sabır ve anlayış göstermenin önemidir. Sevgiyle beslenmiş bir ilişkiye sabrın da eşlik etmesi gerekir.

3. Sevginizi Göstermekte Cömert Olun

Minnettarlığınızı ifade edin. Örneğin partnerinizin kişilik özelliklerine, yeteneklerine, zorluklarla başa çıkma şekline hayran olduğunuzu söyleyin. Sık sık teşekkür edin: "Yaşamımdaki varlığın için teşekkür ederim, minnettarım."

Sevgi, şefkat ve takdir içeren küçük notlar yazın. Beklemediği bir yerde sürpriz bir not. Gün içinde onu arayabilir ve onu sevdiğiniz mesajını bırakabilirsiniz. Tabağına ya da masaya sadece gülen bir yüz ya da kısa bir sevgi notu bırakabilirsiniz.

Partnerinizin sevgi dilini öğrenin. İnsanlar farklı şekillerde iletişim kurar, sevgi dilleri de farklıdır. Bazı insanlar, küçük bir elyazısı not gibi hediyelerden hoşlanırken, diğerleri kaliteli zaman geçirmekten hoşlanırlar. Başka insanlar kendileri için bir şeyler yapılmasından, fiziksel temastan ya da sevgi dolu kelimelerden sevgiyi alırlar.

4. Dokunmanın İyileştirici Etkisini Kullanın

Çalışmalar, dokunmanın kalp sağlığına iyi geldiğini gösteriyor. Bir çalışma partnerlerine sık sarılan kadınların kalp hızlarının ve kan basınçlarının düştüğünü ve oksitosin seviyelerinin daha yüksek olduğunu göstermiştir. Oksitosin sarılma, dokunma, cinsel birleşme ve orgazm gibi fiziksel temas sırasında salınmaktadır. Oksitosin ayrıca sevgi hormonu, bağlanma hormonu ve güven hormonu olarak bilinmektedir. Oksitosin kaygıyı azaltırken, empatiyi, güveni ve bağlılığı artırarak ilişkimizi daha anlamlı hale getirir. Bir çalışmada, 20 saniye boyunca birbirlerine sarıldıktan sonra 10 dakika el ele tutuşan çiftlerin daha düşük kalp hızı ve daha düşük kan basıncı sergiledikleri görüldü. Yani sıcak ve sevgi dolu bir temas kalbimize ve kan basıncımıza iyi geliyor. Bu nedenle sarılma, dokunma gibi fiziksel temasları ihmal etmeyin.

Önemli bir konu hakkında konuşma başlatmanın en iyi yolu, konuşmaya sarılmayla başlamaktır. Eğer kızgınsanız bu kolay olmayabilir. Ama partnerinize, sevgi dolu bir sarılmayla yaklaşmak her ikinizin de kalbini yumuşatır. Sarılmak sevgi hormonu olan oksitosini ortaya çıkarır.

Oksitosinin önemli görevlerinden birisi de kalp damar sistemimizi korumaktır. Hem iltihap sökücü etkisi hem de stres altındayken damarları genişletme özelliği nedeniyle bu hormon kalbimiz için çok değerlidir. Kalp hücrelerimizi yeniler ve stres nedenli hasarları onarmaya yardım eder. Yani oksitosin kalbimizi güçlendirir. Fizyolojik düzeyde, oksitosinin salınımı endorfin salınımına benzer bir tarzda kan damarı genişlemesine yol açmaktadır. Çünkü oksitosin iltihaplanmanın azalmasında rol oynamaktadır.

5. İyi Özelliklere Odaklanın ve Memnuniyetinizi Artırın

Bir ilişkideki memnuniyetinizi aşağıdaki ifadelerden hangisi ile nasıl ifade edersiniz?

İyi? Kötü? Harika? Çok iyi?

3000 kişi üzerinde yapılan bir çalışmada, bu soruya verilen cevapların sağlıkla ilişkisine bakılmış. Eğer bu soruya harika ya da çok iyi şeklinde cevap veriyorsanız bu çok iyi. İlişkilerle ilgili genel tatmin düzeyiniz tüm sağlığınızı etkiliyor.

Olumlu ya da yapıcı geribildirim verin. Yapıcı eleştiri yapmaktan çekinmeyin, sizin ve partnerinizin daha iyi insanlar olmasına yardım edecektir. Küçük sorunları büyütmeyin, hoşgörün ve koşulsuz sevin. İlişki her zaman kolay olmayacaktır, unutmayın. Sevdiğiniz birisi için çaba göstermeye değer.

6. Empati

Güvenilir ve dürüst olun: İlişkinizde güven duygusunu kaybettiyseniz, açık ve dürüst bir diyalog kurmayı deneyin. Hata yapmanın insani olduğunu unutmayın. Affetmeyi öğrenin. Kin tutmayın. İlişkideki zorlukların üstesinden gelmenin en iyi yolu affetmek ve unutmaktır. Altın kuralı öncelikli olarak takip edin: "Size yapılmasını istemediğiniz şeyi başkalarına yapmamak." Partnerinize haksızlık yaptığınızı düşünüyorsanız ya da beyaz küçük yalanlar söylüyorsanız, kalbinizin doğru yerde olup olmadığını yeniden değerlendirmek isteyebilirsiniz.

7. Ortak Aktiviteler Planlayın

Rutin yaşam sıkıcıdır. Evliliğin, evin ya da çocukların sorumluluğu gibi konulara odaklanmak çiftler arasındaki yakınlığı azaltmaktadır. Birlikte dışarıda yapmaktan hoşlanacağınız aktiviteler planlayın. Sahilde ya da parkta uzun bir yürüyüş, doğa gezisi, sinema, tiyatro, konser gibi aktivitelere katılmak sizi flört zamanlarınıza götüren aktivitelerdir. Düzenli flört geceleri sizi rutin yaşamın sıkıcılığından kurtarır ve ilişkinizi daha keyifli hale getirir.

8. Birbirinize Nefes Alacak Alan Tanıyın

Sürekli birlikte zaman geçirmek için ısrar etmeyin. İlişkiniz ne kadar kusursuz olursa olsun, bazen yalnız kalmak bir ihtiyaçtır. Kendi arkadaşlarınızla yemek, etkinlik planlayabilirsiniz ve partneriniz de bunu yapabilir. Birbirinize nefes alacak alan tanıyın. En yakın ilişkiler bile yalnız zamana ihtiyaç duyar.

9. Danışmanlık ya da Evlilik/Aile Terapisi Alın

Özellikle ilişkinizde kriz olduysa ve etkileri devam ediyorsa yaşamınızın her alanı etkilenir. Zorlayıcı bir ilişkiniz varsa, durum daha kötüye gitmeden terapi almanız iyi olabilir. Eğer tüm konuşmalarınız tartışmayla sonlanıyorsa ya da fiziksel ve duygusal temas azaldıysa ya da kesildiyse danışmanlık ya da evlilik/çift terapisi almayı düşünebilirsiniz.

6. BÖLÜM

MUTLULUK VE KALP

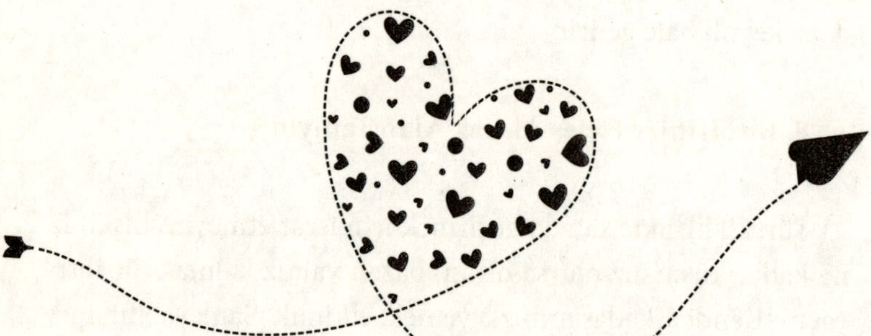

"Mutluluğun iyileştiremediğini, hiçbir ilaç iyileştiremez."

– Gabriel García Márquez

İstanbul, yüzyıllar boyunca çok farklı adlarla anılmıştır. Belki de bunlardan en güzeli, mutluluk kapısı anlamına gelen Dersaadet'tir. Ancak bütün dünyanın gözdesi olan bu şehrin mutluluk oranı, son yıllarda hiç de yüksek değil. Türkiye İstatistik Kurumu verilerine göre İstanbul, Türkiye'de en mutlu 25 şehir arasına bile giremiyor. Bir zamanlar "mutluluk kapısı" denilen İstanbul, tüm şehirlerimiz arasında mutluluk sıralamasında 50. sırada yer alıyor. Büyükşehirler farklı olanaklar sunmasına rağmen insanlarını neden mutlu etmiyor? Mutlu olmak için neye ihtiyacımız var? Gelin, kalbin dersaadetinden nasıl gireceğimizi araştıralım.

"En Pahalı Bahşiş"

Tokyo Emperyal Otel'in ikinci katında, kırmızı halı kaplı uzun koridordan yürüdü ve en sondaki odanın kapısını çaldı.

"Gelebilirsiniz" dedi içerdeki ses.

Kurye içeri girdiğinde Albert, pencerenin önündeki küçük masada, bir sürü not arasında çalışıyordu. Bütün gece uyumamış olmanın yorgunluğu yüzüne yansımasına rağmen, dağınık beyaz saçları, insanda sempati ve keyif uyandıran bir yüz ifadesi vardı. Kurye paketi uzattı. Albert teşekkür etti, biraz beklemesini istedi ve masaya oturup küçük beyaz not kâğıtlarına bir şeyler yazmaya başladı. Yüzünde çocuksu ve sevimli bir gülümsemeyle kuryeye notları uzattı ve "Bu notlar ilerde çok değerlenebilir" dedi.

Kuryeye para yerine bahşiş olarak iki tane not vermişti. Bu notlar 2017'de bir açık artırmada 1 milyon 560 bin dolara satıldı. Notları satan kişi, o kuryenin yeğeniydi. Bu notlarda insanlığın kadim mutluluk arayışının formülleri yazıyordu.

Hayatını bilime adayan fizikçi Albert Einstein'ın kuryeye verdiği Almanca notlardan biri şuydu: "Başarı peşinde koşmayla ge-

len sürekli huzursuzluğa karşın, sakin ve alçakgönüllü bir yaşantı daha fazla mutluluk getirecektir."

İkinci notta ise şu söz yazıyordu: "Eğer istek varsa, bir yolu vardır."

Bu iki notta yazanlar mutlulukla ilgili iki konuya ışık tutuyor: Birincisi mutluluk konusunda hedef odaklı olmak yerine anlam odaklı olmak, ikincisi de çaba göstermenin ve umudun yaşamımızdaki yeri.

Dünyadaki milyarlarca kalbin dileği mutlu olmak olsa da raporlar, mutluluk formüllerini yeterince uygulamadığımızı gösteriyor.

Birleşmiş Milletler, 2012'den bu yana her yıl Dünya Mutluluk Raporu yayımlamaktadır. Bu rapor, mutluluk oranlarının dünya genelinde düştüğünü gösteriyor. 2019'daki rapora göre, dünyanın en mutlu ülkesi Finlandiya, en mutsuz ülkesi ise Sudan'dır. Mutluluk sıralamasında Türkiye, 156 ülke içinde 79. sırada yer almıştır. Raporun editörlerinden John Helliwell'e göre en mutlu ülkelerde yaşayan kişilerin önemli bir ortak özelliği var: Yaşamda karşılaştıkları olumsuzluklarla başa çıkma konusunda esnek düşünme ve davranma yeteneklerine sahipler.

BM örgütünün 2019 Mutluluk Raporu teması, mutluluk ve toplumdu. Bu tema, yardım etme davranışının ve dijital dünyanın mutluluğa etkileri gibi önemli birkaç konuya değiniyordu. Bu çalışmalara göre, gönüllü olarak birilerine yardım etmek, duygusal açıdan iyi hissettiriyor. Bunun da ötesinde, yaşam süresini bile etkileyebiliyor. Bu yardım, gönüllü olarak çalışma olabileceği gibi, maddi yardım da olabilir. Gönüllü yardımlarla ilgili bir araştırmada 10 bin kişinin verileri incelenmiş ve ileri yaşlardaki kişilerde gönüllü yardım yapanların daha düşük ölüm riski ile karşılaştıkları bulunmuş.

Ipsos isimli bir düşünce kuruluşu, online anketlerle, ülkelerdeki mutluluk seviyelerini ölçüyor. Kuruluşun 2019 raporuna göre, ülkemizdeki insanların sadece yüzde 3'ü çok mutlu, yüzde 42'si "idare eder", yüzde 33'ü mutsuz ve yüzde 17'si ise çok mutsuz. Yani Türkiye'de yaşayan insanların yüzde 47'si mutsuz. Her yıl yayımlanan bu raporlara göre ülkemizdeki mutluluk oranı 2011'den bu yana düşüyor.

Doğarken Ağlayan İnsanın Yaşam Boyu Mutluluk Arayışı

"Giriş" bölümünde "Yaşam, iki ses arası zamanda yaşadıklarımızdır" yazmıştık. Kalbimizin ilk atışıyla başlayan ve susana kadar devam eden en önemli hedefimiz mutluluktur. Peki, neden daha mutlu olmak isteriz? Cevabı hepimiz biliyoruz; çünkü mutluluk bize çok iyi hissettiren bir duygudur. Ama mutluluğun iyi hissettirmenin ötesinde, görmediğimiz birçok yararı var.

Mutlu olmak bedenimizi birçok açıdan etkiler. Bağışıklık sistemimizi güçlendirir, kalp sağlığımızın korunmasına yardım eder ve hatta yaşam süremizi bile etkiler. Örneğin, mutlu hissettiğiniz bir günün sonunda bedeninizde neler olur biliyor musunuz? Kalp hızınız ve tansiyonunuz düşer ki bu sizi kalp damar hastalıklarına karşı korur. Peki, iki hafta boyunca mutlu hissetmenizin nasıl bir etkisi olabilir? Bağışıklığınız güçlenir ve hastalanma olasılığınız azalır. Özetle mutluluk, hastalıklara karşı kendinizi korumada gizli silahınız olabilir.

Mutluluğun en önemli etkilerinden birisi, yaşam süremiz üzerindedir. 30 yıl boyunca, 32 bin kişinin izlendiği bir çalışmada, en mutsuz olanların ölüm riski en mutlu olanlardan %14 daha fazla bulunmuştur.

Günümüzde çoğu kişi, mutluluğu geleceğe erteliyor. Belirsiz bir gelecekte hayallerine kavuşursa, mutlu olacağını düşünüyor.

Şu cümleler tanıdık geldi mi?

"Daha çok kazanırsam mutlu olacağım."

"İyi bir evlilik yaparsam mutlu olacağım."

"Hayalimdeki arabayı alırsam, mutlu olacağım."

"Piyangodan para çıkarsa ömür boyu mutlu olacağım."

Bazen bu somut mutluluk hedeflerine belki de beklediğimizden çok daha önce ulaşabiliriz. Burada gözden kaçan şey, mutlu olma peşinde koşarken yaşamın anlamını yitirme olasılığımızdır. Çünkü hayalimize kavuştuktan sonra ortaya çıkan mutluluk pek de uzun ömürlü değildir. Bulmayı umduğumuz mutluluk yanı başımızdadır, ama kısa bir süre sonra kendimizi boşlukta hissederiz ya da yeni bir "mutluluk hedefi" peşinde koşmaya başlarız.

Günümüzdeki mutluluk anlayışı giderek daha çok başarı ve onun getirdiği paraya odaklı gibi görünüyor. Elbette ki iş, başarı ve para kazanmak önemlidir, ancak bu tür hedeflerin bir sınırı ve sonu yoktur. Örneğin, yılbaşında piyangodan büyük ikramiyenin size çıktığını düşünün. Birçoğumuz bunun hayalini kurmuştur. Peki, bunun getirdiği mutluluk ne kadar sürer? Çalışmalar piyangodan para çıkan insanların mutluluğunun sadece 3 ay sürdüğünü gösteriyor. Yani başınıza talih kuşu konmuş olsa bile, 3 ay sonra eski mutluluk seviyesine geri dönüyorsunuz. Demek ki daha çok para, mutluluğumuzun eksik kalan parçası değil.

Gümüş, Eski Yunan ve Roma döneminde hastalıkların tedavisinde yaygın olarak kullanılıyordu. Hatta insanlar bebeklerini hastalıklardan korumak amacıyla, emmeleri için gümüş kaşık veriyordu. Bunu sadece zengin aileler yapabiliyordu. "Ağzında gümüş kaşıkla doğmak" deyimi buradan geliyor. Çoğu kişi doğuştan şanslı olmanın önemli olduğuna inanır. Hatta koşullarından dolayı hayata bir adım geride başladığını düşünür. Peki, içine doğduğumuz şartlar mutluluğumuzu nasıl etkiler? Mutlu ortamda doğan kişilerin ömür boyu mutlu olmalarının garantisi var mıdır? Ya da kötü koşullarda büyüyen birisinin yaşamı hep mutsuz mu geçer? Aslında durum pek de böyle değil. Çok kötü koşullar altında yaşayan insanların bile mutlu olduğuna dair bulgular var. Psikolog Robert Biswas-Diener, dünyanın birçok bölgesine giderek gerçek yaşamda mutluluğu araştırmış. Diener, çok yoksul insanlar da dahil birçok kişiyle görüşmeler yapmış. Çalışmalarında, evsizler dışındaki insanların, yaşamlarından bir şekilde memnun olduğunu görmüş. Bu memnuniyetin en önemli nedeni ise güçlü aile ve arkadaşlık ilişkileriymiş.

Para, başarı, statü gibi istekler beynimizin bize dayattığı mutluluk anlayışıdır. Bu anlayış elde etmeye ve hazza dayalıdır, etkisi kısa ömürlüdür. Başka bir tür mutluluk daha var ki bu ancak kalbimizin rehberliğinde gerçekleşir. Kalbimizin aradığı başka bir şeydir: Anlam. Mutluluğun esas kaynağı budur.

Bulmacanın En Değerli Parçası: Yaşamın Anlamı

İnsan yaşamı ve mutluluğuna dair en uzun çalışma Harvard Yetişkin Gelişimi çalışmasıdır. 1938'de başlayan ve halen devam eden bu çalışma, sağlığın ve mutluluğun insan yaşamındaki etkilerine odaklanmıştır. 724 erkek ile başlayan bu çalışmaya iki grup erkek dahil edilmiştir. Bir grup, içlerinde ABD eski başkanlardan John Kennedy'nin de olduğu Harvard Üniversitesi'nde okuyan öğrenciler, diğer grup ise en yoksul kesimlerde yaşayan erkeklerdir. Araştırmacılar yıllar boyunca bu kişileri; gelir seviyeleri, ilişkiler, alkol kullanımı gibi birçok açıdan takip etmişler. Bu çalışmanın cevabını aradığı soru şuydu: "Mutluluğun formülü nedir?" Halen devam eden bu çalışma, bu sorunun cevabını açıkça vermiştir: Mutluluk para ve şöhretle ilgili değil, güçlü ve derin ilişkilerle ilgilidir. Uzun yıllar bu çalışmayı yürüten Psikiyatr George Vaillant, 2009'da yazdığı bir makalede şunu söylemiş:

"Diğer insanlarla ilişkilerimiz, dünyadaki herhangi bir şeyden daha önemlidir, size bununla ilgili 70 yıllık bir kanıt sunabilirim."

Uzun Ömürlülük kitabının yazarı Albert Rosenfeld, yaşları 100 ve üzerinde olan 300 kişi ile görüşme yapmış. Bu kişilerin ortak özelliği, işlerini severek yapmaları ve aşırı hırsları olmamalarıymış. Ayrıca bu kişiler yaşamlarından memnunlarmış ve küçük şeylerin değerini biliyorlarmış.

Bu veriler, bize haz odaklı mutluluk anlayışının eksikliğini gösteriyor. Bilimsel ve teknolojik gelişmelerle yaşam süremiz ve kalitemiz arttı. Ancak mutluluğun azalması ve depresyonun artması bu bulmacada eksik bir parça olduğunu gösteriyor. Güç ve maddi kazanımlar peşinde koşarken, belki de bulmacanın en önemli parçasını kaybediyoruz: Yaşamın anlamını.

Anlam, mutlu yaşamın vazgeçilmez bir parçasıdır ve yaşamımızın her döneminde önemlidir. Yaşamın anlamını yitirmek, ruhsal ve bedensel çöküntüye davetiye çıkarır. Amaç ve anlam duygusu, hangi yaşta olursak olalım, sağlığımız için çok şey ifade eder. Hedeflere ulaşmak bize mutluluk verir. Ancak sürdürülebilir mutluluk, hedeflerin yanı sıra derin bir anlam duygusuyla sağlanabilir. Böylece mutluluk, sürekli peşinden koşup ertelediğimiz bir durum olmaktan çıkar, yaşamın tam kalbine oturur.

Şimdi gelin, kalbimizin mutluluk ve olumlu duygularla ilişkisine bakalım.

Mutluluğu Keşfeden Kalp

Psikanalist Carl G. Jung, mutluluğa giden yolu keşfetmek için kalbimizden rehberlik almamızı öneriyor:

"Kendi kalbine bakamayanın yaşamı bulanıktır. Kendi yüreğine bakabilme cesareti gösterenler, gönlünün muradını keşfeden-

lerdir. Dışarıya bakan rüya görür, hayal dünyasında kaybolur, içeriye bakan uyanır, kendini keşfeder."

Peki, mutlu olmak bedenimize neler yapar?

- Stres seviyelerimizi düşürür.
- Kalp sağlığımızı geliştirir.
- Bağışıklık sistemimizi güçlendirir.
- Ruh sağlığımızı geliştirir.
- Ağrıları azaltır.
- Uyku kalitemizi geliştirir.
- Yaşam süremizi uzatır.

Mutluluk, kalbimiz üzerinde stres, kaygı ve depresyonun tam tersi bir etki yapar. Araştırmalar, bir insan mutlu olduğunda, kalp atış hızının ve kan basıncının düştüğünü gösteriyor.

Öfke, depresyon, kaygı ve stres nasıl kalp sağlığımız için bir tehdit oluşturuyorsa, mutluluk da kalbimizi koruyan bir etkiye sahiptir.

Kanada'da yapılan bir çalışmada mutluluk, memnuniyet ve coşku gibi olumlu duyguların, kalp hastalığı riski üzerindeki etkisi incelenmiş. Araştırmacılar, yaşama karşı bakışın sağlığı etkileyip etkilemediğini öğrenmek istemiş. 1739 sağlıklı kişinin mutluluk seviyeleri ve kalp sağlığı 10 yıl boyunca takip edilmiş. Bu sürenin sonunda, en mutlu insanların kalp hastalığına yakalanma oranı %22 daha az bulunmuş.

Dahası olumlu duygular, olumsuz duyguların kalp damar sistemimiz üzerindeki yıkıcı etkilerini de onarabiliyor. Yaş ortalaması 74 olan kişilerde yapılan bir çalışmada, iki ay boyunca günlük olarak kan basıncı ve olumlu-olumsuz duygulanımlar ölçülmüş. Olumlu duygusallık, kalp damar sisteminin çalışmasıyla bağlantılı bulunmuş. Sosyal bağlılığın olumlu duyguları artırdığı ve büyük-küçük kan basıncını azalttığı ortaya çıkmış. Olumsuz bir duygu yaşadıktan sonra hissedilen olumlu duygular da aynı etkiyi göstermiş. Yani olumsuz duyguları fark edip, duygu durumumuzu düzeltmek için harekete geçmek, kalbimiz için koruyucu bir tampon olabilir.

Mutluluk araştırmalarında incelenen verilerden birisi kalp hızı değişkenliğidir. Kalp hızı değişkenliği, belli bir zaman diliminde kalp atım hızının ne kadar arttığı veya azaldığını gösterir. En önemli belirleyicisi otonom sinir sistemidir. Otonom sinir sisteminin dengeli çalışması ise duygusal denge ile bağlantılıdır. Mutluluk, kalp hızı değişkenliğini artırarak kalp sağlığına koruyucu etki gösterir.

İngiltere'de yapılan bir çalışmada 50 yaş üzeri 10 bine yakın kişi 10 yıl boyunca izlenmiş. Bu çalışmada, duygusal iyilik halinin hem uzun hem de sağlıklı yaşam üzerinde olumlu etkileri tespit edilmiş. Örneğin, yaşam doyumu yüksek bir kadının, aynı yaştaki yaşam doyumu daha düşük birisiyle karşılaştırıldığında altı yıl daha fazla yaşayabileceği görülmüş. Ayrıca duygusal iyiliğin, sağlıklı erkeklerin ömrüne yaklaşık dokuz yıl eklediği görülmüş. Yani yaşamdan keyif almak ömrümüze ömür katabilir. Bardağın dolu tarafını görmeye ne kadar erken başlarsak o kadar iyi.

Daha önce bahsettiğimiz Harvard Yetişkin Gelişimi çalışmasında da en mutlu grupla en mutsuz grup arasında önemli bir fark ortaya çıkmıştır. Yaşam doyumu yüksek olanların hayatta kalma oranı, yaklaşık on kat daha fazladır.

Peki, duygusal zindelik kalbimizi nasıl etkiler? Bir çalışmada yaşları 25-75 arasında değişen ve daha önce kalple ilgili sorunu olmayan 6 binden fazla kişi, 15 yıl takip edilmiş. Bu süre içerisinde, katılımcıların yaklaşık %20'sinde kalp damar hastalığı geliştiği görülmüş. Duygusal zindeliği yüksek olan kişilerde, hastalık gelişiminin daha az olduğu gözlenmiş.

Bizi Hayata Bağlayan Görünmez Halat: Umut

Peki, geleceğe umutla ve iyimser bakmanın sağlığımız üzerinde bir etkisi var mı? Araştırmalara göre umut ve iyimserlik, tüm sağlığımızı ve kalp sağlığımızı destekler. Hem sağlığımızı korumada hem de hasta olduğumuzda sağlığımızı yeniden kazanmamızda etkilidir. Kalp sağlığımız söz konusu olduğunda bize en dost duygular, umut ve iyimserliktir.

Çalışmalar, umut ve iyimserliğin sağlığımızı olumlu yönde etkilediğini gösteriyor. Hem sağlıklı hem de bazı kronik hastalıkları olan kişilerin yer aldığı 29 araştırma analiz edilmiş, umut ve iyimserliğin en çok kendisini gösterdiği grup kalp hastalıkları olmuş. Ciddi kalp yetersizliği olan kişilerin dahil edildiği başka bir çalışmada, umut düzeyi ile ölüm riski değerlendirilmiş ve umudu yüksek olan hastaların ölüm oranları daha düşük bulunmuştur. Umut boynumuzun iki tarafında bulunan şahdamarının tıkanmasını bile etkileyebiliyor. Kadınlar üzerinde yapılan bir çalışmada, umut düzeyi yükseldikçe şahdamarı tıkanıklığının azaldığı gösterilmiş.

Umudun Anatomisi kitabının yazarı Jerome Groopman'a göre umut, bir hastalık sırasında iyileşme olasılığını artırır. Ona göre umut, soluduğumuz nefes kadar önemlidir. Sağlığımız üzerinde hem kısa hem de uzun vadeli etkileri vardır. Zihin ve beden bağlantısını düşündüğümüzde bu hiç de şaşırtıcı değil.

Zihnimizde umut düşüncelerinin varlığı nörokimyamızı değiştirebiliyor. Hormonlar üzerine yapılan bir çalışmada umudun, stres hormonu kortizolün salınım ritmi ile ilişkili olabileceği gösterilmiş. Kortizolün bedenimiz ve kalbimiz üzerindeki etkilerini "Stres ve Kalp" bölümünde görmüştük. Ayrıca umudun bir mutluluk hormonu olan endorfin salınımını artırabildiğini gösteren çalışmalar var. Gelecekle ilgili hayallerinizi zihninizde canlandırın. Sadece bunu yapmak bile, bir anda rahatlama ve mutluluk yaratabilir. Umut, bazen çok özel bir duyguyu tetikler: Yeniden doğmuş gibi hissetmeyi. Umudu bilinçli olarak harekete geçirmek anlamlı farklar yaratabilir.

Umut neden bu kadar önemli? Çünkü en temel duygularımızdan olan korkuya karşı dengeleyicidir. Umut ve korku insanlık tarihinde iki temel duygu. Terazinin bir kefesinde korku, diğerinde de umut var. Bu duygular tüm yaşamımızda ve sağlığımız üzerinde etkilidir. Korkunun şiddeti arttıkça ve umut duygusuyla dengelenmediğinde kaygıya neden olur, bu da sağlığımızı riske atar. Zihnimiz bedenimize olumsuz mesajlar gönderir, stres hormonu yükselir, dolayısıyla bağışıklık sistemimiz düşer ve savunmasız kalırız.

Umut ve korku arasında nasıl denge sağlayabiliriz? Terazide hangisi ağır basıyor, farkında mıyız? Burada bahsettiğimiz, gerçekçi bir umuttur. Gerçekçi umut aktif bir şekilde hayallerimize kavuşma arzusuna yönelik düşünmek ve harekete geçmekle ilgilidir. Pasif bir şekilde yaşamımızın kendiliğinden değişmesini beklemek gerçekçi değildir. Sık sık teraziyi kontrol edin. Korkularınız umutlarınızı unutturacak kadar ağır basıyorsa, dengeyi sağlamak için vakit kaybetmeyin.

Romalı filozof Seneca, umudu nasıl yükseltebileceğimizi çok güzel anlatmış:

"Umudunu da korkunu da iyice bir tart, belirsiz olan her şeyi kendinden yana yaz, yeğ tuttuğun şeye inan. Eğer korku ağır basarsa, hiçbir zaman onun yanında olma, altüst olmaktan kurtar kendini."

Büyük bir araştırmada 83 çalışma analiz edilmiş. Sonuçlar, iyimserliğin fiziksel sağlığın önemli bir belirleyicisi olduğunu göstermiş. İyimserlik ile yapılan çalışmaların çoğu iyimserlik ve kalp sağlığı arasındaki ilişkiye odaklanmıştır. Yüksek derecede iyimserseniz, kalp hastalığı olasılığınız daha düşük görünüyor. Ayrıca hem kalp hem de tüm nedenlere bağlı ölüm oranlarınız da düşüyor. Birçok çalışmada, iyimserliğin kalp sağlığını koruduğu gösterilmiş.

Örneğin 97 bin kadın üzerinde yapılan bir çalışmada, iyimserlik oranı yüksek olan kadınların kalp hastalığı gelişimi ve kalple ilgili ölüm oranları düşük bulunmuştur. Çalışmaya katılan kadınlar iyimserlikle ilgili aşağıdaki türden ifadelere puan vermiş:

"Belirsiz zamanlarda, genellikle en iyi sonucu varsayarım."

"Rahatlamak benim için kolaydır."

"Geleceğimle ilgili daima iyimserim."

"İyi şeylerin kötü şeylerden daha çok olacağını varsayarım."

"İyi şeylerin nadiren benim başıma geleceğini varsayarım."

İyimser kadınların ayrıca daha hareketli bir yaşam tarzına sahip olduğu, sigara ve alkol gibi madde kullanımlarının daha düşük olduğu görülmüş. Ayrıca diyabet, tansiyon ve depresyon olasılıkları da daha düşük bulunmuş.

İyimserlik arttıkça kalp yetmezliği riski de azalmaktadır. 6800 kişinin beş yıl boyunca izlendiği bir çalışmada, en iyimser ve en kötümser kişiler arasında neredeyse yarı yarıya fark bulunmuştur, En yüksek iyimserliğe sahip olan kişilerde kalp yetersizliği görülme ihtimali %48 daha azdır. İyimserlik kalp sorunu olan kişilerin kalp krizi geçirme ve yeniden hastaneye yatma olasılığını da düşürmektedir. İyimserlik ileri yaşlarda da kalbimizi korumaktadır. Bardağın dolu tarafını görmek, ileri yaşlarda kalp damar hastalığı gelişme riskini ve kalp hastalığına bağlı ölüm riskini düşürmektedir.

İyimserseniz sağlıklı yaşam alışkanlıklarını korumak ve geliştirmek daha kolaydır. Sağlıklı beslenir, düzenli egzersiz yaparsınız. Ayrıca sigara ve alkolden uzak durma olasılığınız artar.

İyimserlik kalbimize ve yaşam tarzımıza sağladığı yararların dışında, yaşamın ve insanların iyi yönlerini görmemizi de kolaylaştırır.

Daha fazla sosyal ilişkilere sahip olmamızı sağlar.

Yaşamın zorluklarıyla başa çıkmada yardımcımızdır.

Çözüm seçeneklerini görmemize yardım eder.

İyimser olmak, modern dönem sloganı olan "İyi düşün, iyi olsun" iyimserliğinden farklıdır. Burada da gerçekçi umut gibi gerçekçi iyimserlikten bahsediyoruz. Yani elimizden gelenin en iyisini yaparken, iyi olan her şeyi kendimizden yana yazmaktan. Korku duygusal durumumuzu felç ettiğinde, umut ve iyimserliği korkuya karşı panzehir olarak kullanabiliriz.

Şimdi gelin, gerçek hayattan kalbin değişmesine dair bir umut ve iyimserlik hikâyesini inceleyelim.

"Emanet Kalp"

Filmin sonlarına doğru terlediğini fark etti, nefesi de daralıyor gibiydi. Birkaç dakika içinde şikâyetleri artmış ve koltukta bayılmıştı. Bu bayılma, onun uzun yıllar mücadele edeceği bir sorunun habercisiydi. Birçok hastaneye giderek farklı bir şey duymayı umdu, belki geçici bir sorun yaşadığına dair küçük de olsa bir ipucu... Sonraki günler giderek artan ve çeşitlenen fiziksel şikâyetler artık tüm yaşamını zorlamaya başlamıştı. Uyuyamıyor, her yediğini kusuyor ve nefes darlığı onu perişan ediyordu. En sonunda çareyi İstanbul'da aramaya karar verdi.

Üç yıl önce İstanbul'dan Ağrı'ya geri dönme kararı almıştı. İstanbul'da çok güzel zamanlar geçirmişti, ama memleketinin o tertemiz havasını, dinginliğini özlemişti. Memleket özlemi ağır basmış ve Ağrı'ya dönmeye karar vermişti. Yazın alabildiğine yeşil örtüyle kaplanan, kışın da parlak beyaza bürünen bu topraklarda olmak, ona huzur ve mutluluk veriyordu. İstanbul'da geçirdiği zaman yeterliydi. Hem anne babası da yaşlanıyordu. Çocukluk arkadaşları da buradaydı, beş yıl önce ilk doğduğunda can yoldaşım olacak dediği atı Rüzgâr da.

Rüzgâr'ın yanına doğru yürüdü. Ellerini yelesinin üzerinde gezdirdi, onunla vedalaştı. Ondan kısa süreli de olsa ayrılmak zordu, ama birkaç haftaya geri gelirim diye düşündü.

Kalbine çare bulmak için yeniden İstanbul'daydı. Büyük bir hastanedeki uzun tetkiklerden sonra, kalbinin sol tarafında büyüme olduğunu öğrendi. Ufuk'ta kalp yetmezliği vardı. Başta kimse inanmadı, ne kendisi ne ailesi. Nasıl olurdu? Köyünde her işini kendisi yapar, yorulmak bilmezdi. Kendi işlerini bitirir bitirmez de köyde ihtiyacı olanın yardımına koşardı. "Çaresi nedir?" diye sordu doktora. "Tek çare kalp nakli olman, hayata yeniden dönmen için yeni bir kalbe ihtiyacın var." Ufuk'a bu çok garip geldi, kendi kalbinin çıkarılması ve başka bir kalbin ona nakledilmesi gerekiyordu. O ana kadar bu operasyonla ilgili duyduğu tek şey, akşam haberlerinde birkaç kez izledikleriydi. Kaldıkları otele gittiklerinde lobide yalnız başına oturup bir süre internetten kalp naklini araştırdı. Kalp yetmezliğinin son noktadaki tedavisi kalp nakliydi. Birkaç saat internet sitelerinde gezindikten sonra, hayata sadece kalp nakliyle döneceğini anlamaya ve inanmaya başla-

dı. Çünkü iki aydır kullandığı ilaçlar şikâyetlerini geçirmemişti. Onun için uzun bir tedavi dönemi başlamıştı. Süreç hiç de kolay görünmüyordu. Hastanede kalarak kendisine uygun bir kalbin bağışlanmasını beklemesi gerekecekti.

Ufuk bir hafta içinde hastane odasında kendi düzenini kurmuştu. Büyük ağaçların olduğu geniş bir bahçeye bakan tek kişilik bir odaya yerleşmişti. İlk günler biraz sıkıcı geçse de kendi düzenini ve günlük programını düzenlemek ona iyi gelmişti. Dizüstü bilgisayarını getirmişti yanında. Film izliyor, maç yorumlarına bakıyor, bazen de kalp nakliyle ilgili videolara göz atıyordu. Bilgisayarının açılış ekranı Rüzgâr'ın yeşil düzlüklerde koşarken çektiği fotoğrafıydı. Günler geçerken hep merak ettiği bir soru vardı: Kalbini bağışlayan kişi kim olacak? Hiç aklına gelmeyen bir hastalık ve hiç aklına gelmeyen bir ameliyat... Tüm bunlar arasında düşünceleri gezinirken kendisinde bir başarma umudu, daha doğrusu bir güç hissetti. Organ bağışıyla ilgili öyle çok video izlemiş öyle çok hikâye okumuştu ki bunun nasıl kutsal bir şey olduğunu düşünmeye başlamıştı. Kendisi için yardım çok önemliydi, ama bir insanın bu yaşamdan ayrılırken kalbini başkasına emanet etmesi... Bu, bir insanın başkasına yapabileceği en büyük yardımdı.

Yeni kalbini garip bir heyecanla beklerken hastanede tedavisi de devam ediyordu. Nefesi toparlamış, uykusu düzene gitmiş ve iştahı yerine gelmişti. Çok yabancı olduğu "kalp nakli" düşüncesi onun her gün umut ve dualarla beklediği bir isteğe dönüşmüştü. Elbette ki bu noktaya bir anda değil, birkaç aylık sürenin sonunda gelmişti. Yeniden hayata döneceğine dair his, Ufuk'un içine doğmuştu sanki; burada yeniden hayata dönecekti. Kalp nakli servisinde kısa sürede hem yatan hastalarla hem de çalışan ekiple kısa sürede kaynaşmıştı. Yardımseverliği, mizah yeteneği ve birçok konuya olan ilgisiyle kısa sürede servisin aranan kişisi haline gelmişti. Bulaşıcı bir neşesi vardı, ama daha da önemlisi, insanla-

ra umut veren, direnmelerini, çaba göstermeye devam etmelerini söyleyen güçlü bir motivasyon konuşmacısı gibiydi.

Günler birbirini kovaladı, bazen duygusal olarak çöküntüye uğradığı oldu. Çok üzüldüğü, odasında sessizce ağladığı, umudunun tamamen tükendiği zamanlar oldu. Ama o, umutsuzluk girdabından nasıl çıkacağını biliyordu. İyileşeceğine olan inancı ve umudu hep galip geliyordu. Dört ay sonra, bir salı akşamı saat ona doğru odasında maç izlerken telefon çaldı. Ufuk heyecandan açamadı telefonu, yoksa kalp mi çıkmıştı ona? Telefonu annesi açtı, arayan organ nakli koordinatörüydü. Ufuk'un beklediği kalp bulunmuştu. Ufuk heyecandan ne yapacağını şaşırdı. Elleri titremeye başlamıştı, dizlerinin bağı çözülmüştü. Ne oturabiliyor ne de durabiliyordu, odada bir o yana bir bu yana yürüyordu. Telefonu alıp birilerini aramak istedi, ama yapamadı. Bu arada servis hemşiresi girdi odaya. Gözlerinin içi gülüyordu. "Otur..." dedi. "Sakin ol, seni hazırlamamız lazım." Bu tarifsiz heyecan inanılmazdı, tanıdığı herkes hastaneye gelmişti. Herkesin yüzü gülüyordu. Annesi ve babası tedirgin ama mutluydu. Ufuk'un çektiği acılar sona erecek, memleketlerine döneceklerdi.

Saat ilerliyordu. Gece yarısına doğru kalp nakli ekibindeki doktorlar odasına geldi. Bir grup Manisa'da bağışlanan kalbi almaya gidecek, diğer grup da ameliyat hazırlıkları yapacaktı. Hepsinin gözlerinin içi gülüyordu. Zaman biraz zor geçti, sanki saat ilerlemiyordu. Ufuk her zamanki telkinlerini yapmaya başladı: "Kendime ve bedenime güveniyorum. Bu zorluğun da üstesinden geleceğim. İyileşeceğime inanıyorum." Hayatı yarım kalamazdı, hayallerinden vazgeçemezdi. Önünde daha yaşayacak güzel şeyler vardı.

Sabaha doğru ameliyathaneye indi. O farkında değildi, ama annesi sonradan ameliyathaneye gülerek gittiğini söylemişti. Ailesi endişelense de Ufuk ertesi gün gözlerini açacağına inanıyor-

du. Ölüm ve daha birçok olumsuz düşüncenin yanına yaklaşmasına bile izin vermedi. Ameliyatı başarılı geçmişti, uyandığında ilk düşüncesi "Zoru başardım!" oldu. Serviste kaldığı birkaç ay boyunca ufak tefek sorunlar olsa da hızla iyileşiyordu. Şimdi onun için yeni yaşamını planlama zamanıydı. Hayat onun için yeniden başlamıştı.

Ona kimin kalp verdiğini öğrenmek istedi, ama yasal süreç nedeniyle bu zordu. Servis odasına geldiğinde, internetten geçen hafta içinde gerçekleşen organ nakli haberlerine baktı. Birkaç haber vardı: "Manisa'da trafik kazası geçiren Ufuk K.'nın organları üç kişiye hayat verdi." Belki de bu süreçteki en duygusal anlardan biriyle karşılaşmıştı. Onun kendisine bağışlanan kalp olduğunu anladı hemen. Bir adaşının kalbini taşıyordu şu an. Bu nasıl bir tesadüftü, nasıl anlamalıydı bilmiyordu. Gözleri doldu, elini yeni kalbinin üzerine koydu. "Emanetine iyi bakacağım Ufuk..." dedi. "Huzur içinde uyu."

Ufuk'un iyileştikten sonraki ilk hedefi bir haftalık Ege tatiline çıkmaktı. İkinci hedefi bir iş bulmaktı. Tatili hayal ettiğinden daha güzel geçti. Bir yıl sonra büyük bir Japon firmasında işe başladı. Sosyal ilişkileri, işteki performansı ve olumlu düşünme yeteneğiyle işyerinde sevilen biri oldu. Bisiklete binmek, yüzmek dahil birçok sporu severek yapıyordu. Ufuk sağlığını yeniden kazandıktan sonra, hastane odasında yatarken yaptığı en anlamlı planları da uygulamaya geçirdi. O artık organ bağışının önemi için sosyal medyada ve gerçek hayatta tanıtımlar yapıyor, gönüllü faaliyetlere katılıyor, seminerler vererek kendi hayatta kalma hikâyesini paylaşıyor. Bu onun en temel mutluluk kaynaklarından birisi. Ufuk aylarca yatarak kalp beklediği servisi de unutmadı. Her fırsatta oraya giderek kendisi gibi kalp bekleyen kişilerle zaman geçiriyor, onlara umut veriyor, sabretmelerini, hep olumlu düşünmelerini söylüyor. Umutlarının tükendiği anda, gerçek bir kalp nakli kahramanının sözlerini duyan herkes ona minnettar.

Birkaç yıl sonra yardım faaliyetlerini genişletti. Güneydoğu'daki okullarda okuyan çocuklar için kitap ve giysi yardımları organize ediyor. Sevgi ve dayanışma, onun stresle çoktan vedalaşmasını sağladı. İhtiyacı olan ne kadar çok kalbe dokunabilirse, mutluluğu o kadar artıyor.

Ağrı'ya geri dönmedi, ama amcasına emanet ettiği atı Rüzgâr'ı görmek için birkaç kez ziyaret etti. Amcasının gönderdiği videolar ve fotoğraflarla ona olan özlemini bir parça da olsa gideriyor. Ufuk geleceğinden vazgeçmedi, tam tersine zihninde geleceğini inşa etti, hayaller kurdu ve tüm gücüyle umuda tutundu. Umut her ne kadar çocuklukta öğrendiğimiz bir duygu olsa da her yaşta umudu geliştirmeyi ve korumayı öğrenebiliriz. Kaç yaşında olursak olalım, hayatla umut dolu bir ilişki kurabiliriz. Mizacınız karamsar, kötümser ve her zaman bardağın boş tarafını görmeye yatkın olsa bile, küçük uygulamalarla umutlu olmayı öğrenebilirsiniz.

Şükreden Kalp Sağlıklı Kalptir!

Şükran, yaşamdaki iyi şeylerin farkında olmak ve bunlar için müteşekkir olmaktır. Peki günlük yaşamımızda ne kadar şükreder, elimizdekilerin kıymetini ne kadar biliriz? Şükretmek, yaşamın olumlu yönlerine dikkatimizi kaydırır. Beynimizin olumsuza eğilimli olduğunu hatırlayalım. Çalışmalar şükretmenin duygusal iyiliğimizi ve mutluluğumuzu artırdığını, sağlığımızı korumaya katkıda bulunduğunu gösteriyor.

Bir çalışmada 45 yetişkine, takdir ve diğer olumlu duyguları geliştirmeleri öğretilmiş. Stres hormonu düzeyleri ve duygusal durumları ölçülmüş. Dört hafta sonra aynı ölçümler yeniden yapılmış. Sonuçlar, müdahale döneminden sonra stres hormonu olan kortizol seviyesinin ortalama %23 azaldığını göstermiş. Ayrıca bu tekniklerin kullanımı sırasında, katılımcıların %80'inde kalp atış hızı değişkenlikleri artmış. Yani "şükran tutumunu" geliştiren kişilerin, daha düşük düzeyde stres yaşadıkları görülmektedir.

"Pozitif Psikoloji" araştırmalarında, şükretmenin mutlulukla güçlü bir ilişkisi olduğu görülmüştür. Ayrıca 24 pozitif psikoloji erdemi arasında şükretmenin, duygusal iyilik halinin en iyi destekleyicisi olduğu ortaya çıkmıştır. Şükretmek, olumlu duygular hissetmenin ve zorluklarla başa çıkmanın yanı sıra sağlığa da iyi geliyor. Belki de en belirgin etkilerden birisi, intihar girişimi olan kişilerde görülmüştür. Bir şükran mektubu yazmak, bu kişilerdeki umutsuzluğu yüzde 88 düşürürken, iyimserlik seviyelerini yüzde 94 artırmıştır.

Şükretmenin yaşamımız üzerindeki etkileri üzerine çalışan Psikolog Robert Emmons, şükran konusundaki bilimsel çalışmalara ilginin arttığını söylüyor. Emmons'a göre şükran iyi bir ilaç, maliyeti sıfır ve yan etkisi yok. Ayrıca kıskançlık, kızgınlık, pişmanlık ve depresyon gibi mutluluğumuzu yok edebilecek zehirli duyguları da engelliyor. Emmons, çalışmalarında şükretmenin mutluluğu yüzde 25 artırdığını göstermiş. Çalışmaya katılan kişileri üç gruba ayırarak on hafta boyunca haftada bir kez günlük yazmalarını istemiş. Birinci gruptan şükrettikleri beş şeyi, ikinci gruptan memnun olmadıkları beş şeyi, üçüncü gruptan da beş tarafsız şeyi yazmalarını istemiş. On hafta sonunda yapılan testlerde, birinci grubun mutlulukları diğer iki gruptan yüzde 25 daha yüksek çıkmış. Bu kişiler gelecekleri hakkında daha iyimsermiş. Ayrıca şükreden insanların daha az depresyon ve kaygı yaşadığı ve daha kaliteli bir uyku düzenine sahip olduğu görülmüş. Üstelik düzenli olarak şükretmek, depresyon, kaygı ve madde bağımlılığı riskini yaşam boyu azaltıyor. Şükreden kişiler hem günlük stresle daha kolay başa çıkabiliyor hem de travmatik stres karşısında daha güçlü ve esnek olabiliyor.

Şükretmek vücudumuzdaki iltihaplanma seviyesini düşürüyor, bağışıklık sistemimizi iyileştiriyor, kan basıncımızı düşürüyor ve kalp sağlığımızı olumlu etkiliyor. Şükretmek sadece duygusal ve fiziksel sağlığımızı etkilemiyor, davranışlarımızı da etkiliyor. Şükreden kişilerin alkol ve sigara kullanımı daha az, daha sağlıklı besleniyorlar ve daha fazla egzersiz yapıyorlar.

Başka bir çalışmada ise insanlardan minnettar oldukları birisine mektup yazmaları ve göndermeleri istenmiş. Bu mektupları göndermek, kişilerin hem mutluluk seviyelerini hem de yaşam doyumlarını artırmış. Hatta bu etki haftalar sonra bile devam etmiş.

Pozitif psikolojinin kurucusu Martin Seligman ve arkadaşları, kendileri için önemli bir şey yapan ancak yeterince teşekkür etmedikleri birine mektup yazmalarını istemiş. Çalışmaya katılan 411 kişinin mutluluklarında, mektup yazmayan kişilere göre büyük bir artış olmuş. Hatta bu mutluluğun etkisi bir ay kadar sürmüş. Seligman, ayda en az bir kişiye bize yaptıkları iyilik ve nezaket için teşekkür notu yazıp vermemizi ya da göndermemizi öneriyor.

Tüm bu çalışmalar bize şunu gösteriyor: Şükran, mutluluk ve sağlık getirir. Şükretmek için yaşamımızda büyük değişimler olmasına ihtiyacımız yok. Günlük olarak yaşadığımız sıradan olaylar, sevdiklerimizin varlığı, gün içindeki küçük başarılarımız, birisine iyi hissettiren bir davranışta bulunmamız gibi konularda şükretmek, sağlığımızı dönüştürebilir. Kendimize, başkalarına ve içinde var olduğumuz evrene teşekkür etmek, mutluluğumuzu artırır.

Her gece, o gün olanlarla ilgili şükrettiğimiz üç şeyi yazmak, kaygı ve stresimizi azaltır. Ayrıca çalışmalar, şükran günlüğü tutmanın kan basıncımızı düşürdüğünü ve iyimserlik duygularını artırdığını gösteriyor. Şükretmek yaşam kurtarıcı bile olabilir. Bir kalp krizi sonrasında daha çok şükretmek, kişilerde depresyon ve kaygı bozukluğu gelişimi olasılığını azaltmaktadır, ayrıca bu kişiler kalp krizinden altı ay sonra daha çok egzersiz yapmaktadır ve tedavilerine uyumları daha yüksektir.

Şükran günlüğü, kalp hızı değişkenliğimizi de etkiliyor. Bir çalışmada, kalp yetmezliği olan katılımcılara iki ay boyunca her gün şükrettikleri üç şeyi yazmaları istenmiş. İki ay sonra yapılan psikolojik testler, kan sonuçları ve kalp hızı değişkenliği ile karşılaştırılmış. Şükran konusunda yüksek puan alan kalp yetmezliği hastalarının iltihap seviyelerinde azalma görülmüş. İltihaplanmanın yüksek olması, kalp yetersizliğini kötüleştiren bir durumdur. Ayrıca bu kişilerin kalp hızı değişiklikleri de artmış. Kalp hızı değişikliğinde artış olması, kalple ilgili riskin azalmasının bir ölçüsü olarak görülmektedir. Araştırmacı Paul Mills'e göre bu evre, hastalığın ilerlemesinin durdurulması ve kişinin yaşam kalitesinin artması için önemlidir. Evre B'deki kişilerin Evre C'ye ilerleme riski yüksektir ki bu ölüm riskinin beş kat daha fazla olduğu anlamına gelir. Şükran günlüğü tutmak hem duygusal hem fiziksel sağlığımız için basit ama oldukça etkili bir egzersiz gibi görünüyor.

En İyi İlaç: Gülmek

Bazı filmleri defalarca izlesek de bıkmıyoruz. Bu film listesinde neler yok ki: *Hababam Sınıfı*, *Tosun Paşa*, *Neşeli Günler*, *Köyden İndim Şehre*, *Süt Kardeşler* ve daha birçokları. Yapılan bilimsel çalışmalar, komedi filmlerinin üzerimizdeki etkilerini bize açık şekilde gösteriyor. Kahkaha atmanın kalp krizi ve inme riskini azalttığını gösteren çalışmalar var. Bir çalışmada, herhangi bir fiziksel ve psikolojik sorunu olmayan kişiler sessiz sakin bir odaya yerleştirilmiş ve 10 dakika dinlendirilmiş.

EKG elektrotları bağlanmış ve her birine 7 dakika olan iki video izletilmiş. Videolardan ilki mutluluk duygusunu çağrıştıran bir komedi filmi, diğeri ise üzüntü duygusunu çağrıştıran dokunaklı bir filmmiş. Böylelikle iki zıt duygunun doğal yollarla uyandırılması sağlanmış. Film izlerken bu kişilerin hem kalp hızı değişkenliği hem de büyük ve küçük tansiyonları ölçülmüş. Mutluluk duygusunu harekete geçiren film, kalp hızı değişkenliğini olumlu etkilerken, diğer filmde aynı durum gözlenmemiş. Gergin ya da üzgün hissettiğimizde komedi filmi izlemek iyi fikir gibi görünüyor.

İçimizden gelmese bile zorla gülümsediğimizde ne olur? Psikolog Paul Ekman, sadece gülümsemenin bile insanı mutlu edebileceğini çalışmalarında göstermiş. Bilinçli olarak bir gülümseme bile ruh halimize iyi geliyor, kan basıncını düşürüyor ve stresi azaltıyor. Yani gülüyormuş gibi yapmak bile beynimizi uyararak, bedenimize ve ruhumuza iyi gelebiliyor. Bu da bize içimizden gelmese bile gülümsememizin faydalı olabileceğini gösteriyor. Ama bu gülümsemenin etkili olabilmesi için birkaç koşul var; dudakların iki yanının yukarı kalkması ve göz kenarlarının kırışıklık oluşacak şekilde kısılması şart.

Peki ya gözlerimizden yaşlar gelene kadar kahkaha atmak ne tür bir etkiye sahip?

Mizah duygusu, zor koşullara dayanmaya yardım etmenin yanında kalp sağlığını da koruyor.

"Gülmek en iyi ilaçtır" sözünde gerçeklik payı olsa gerek. Mizah ve kahkaha, stres hormonunu düşürür. Hatta çalışmalar kahkahanın olumlu etkilerinin 24 saate kadar sürdüğünü göstermiştir.

Yaşamın normal zamanlarında ve hatta kriz durumlarında bile mizahı ve kahkahayı eksik etmemek önemli. Her gün en az birkaç kez kahkaha atmak, bedenimizi ve kalbimizi rahatlatır. En stresli durumlarda bile duygu durumumuzu değiştirir. Stres, kaygı ve üzüntünün olmaması ise vücuttaki iltihaplanmayı azaltabilir ve iyi kolesterol seviyesini artırabilir. 10 yıl boyunca insanların izlendiği bir çalışmada, günlük yaşamında mizah kullananların kalple ilgili daha az sorun yaşadığı, damar tıkanmalarının daha az görüldüğü ortaya çıkmıştır. Bu kişilerin verileri stresli, depresif ve öfkeli kişilerle karşılaştırıldığında kalp krizi olasılıkları daha düşük, yaşam süreleri de daha uzun bulunmuştur.

Gülmek, mutluluk hormonu olan endorfinin salgılanmasına yol açar. Gözlerinizden yaşlar gelene kadar gülmek ise bu etkiyi elbette ki en yüksek seviyeye çıkarır. Japonya'da 65 yaş üstü 20 binden fazla kişinin katıldığı bir çalışmada, hiç gülmeyen kişilerde kalp hastalığı görülme sıklığı daha yüksek bulunmuş. Amerikalı kardiyolog Michael Miller ise kahkaha atmanın kalp damarları üzerindeki etkisini araştırmış. Damarlarımızın en iç tabakasında bulunan katmana endotel adı verilir ve kan ile direkt temas halindedir. Bu katman hem kanama ve pıhtılaşma dengesini sağlar hem de damarımızın gevşeyip genişlemesi için biyokimyasal maddeler salgılar. Bu çalışmada, farklı film türlerinin damarlar üzerindeki etkisine bakılmış. Stresli bir savaş filmi (*Er Ryan'ı Kurtarmak*) ve komedi türündeki (*Ah Mary Vah Mary*) filmleri izleyenlerin kan damarlarındaki dolaşımı incelenmiş. Stresli film izledikten sonra kan damarları daralıp dolaşım azalmış. Komedi filmi izledikten sonra ise tam tersi olmuş. Damarları genişlemiş ve kan dolaşımları artmış. Miller, günlük aktivitelerimize gülmeyi mutlaka eklememizi öneriyor. Basit bir gülümseme, gülme ve kahkaha atma konusunda cömert olalım.

Anda Kalarak Kalbinize İyilik Yapın

Zaman hiç olmadığı kadar hızlı akıyor. Hedeflerimiz, hayallerimiz, kusursuz gelecek düşünceleri ve yoğun bir koşturmaca ile çevrili durumdayız. Bu yoğunluk, bize önemli bir şeyi unutturuyor: Şimdiki anı yaşayabilmek. Her gün 10 dakika "şimdide" kalmak, ruhsal ve bedensel sağlığımız için paha biçilemez yararlar sağlar.

Farkındalık (mindfulness), son yıllarda sıklıkla duyduğumuz kelimelerden birisi. Birçok bilimsel çalışma, farkındalığın fiziksel ve duygusal sağlığımız için yararlı olduğunu gösteriyor. Farkındalık duygularımızın, düşüncelerimizin ve beş duyumuzla algıladığımız her şeyin, şu anda farkında olmaktır. Geçmiş ve gelecekten bağımsız olarak "şimdide" kalabilmektir. Biz genelde zamanımızın büyük kısmını geçmiş ve gelecekte geçiriyoruz. Geçmişle ilgili pişmanlıklar ve geleceğe dair korkular tüm yaşamımızı felç edebiliyor.

Hızlı yaşamlarımız arasında farkındalık anlarından sıklıkla uzaklaşıyoruz. Ancak farkındalık bir bakıma, stresli yaşamlarımızın panzehridir.

Anda kalabilmenin en iyi yollarından biri meditasyondur. Bir farkındalık yöntemi olan meditasyonun kökeni 5000 yıl öncesine kadar uzanır. Doğu geleneğinde meditasyon, rahatlamak dışında nefret, kıskançlık gibi olumsuz duygulardan kurtulmak, sevgi, anlayış ve şefkat gibi duyguları geliştirmek amacıyla kullanılmıştır. Farkındalık ve meditasyon stresle baş etmede, kaygı ve depresyonu azaltmada etkilidir. Ayrıca hafızayı güçlendirir, verimliliği artırır ve mutluluğa katkıda bulunur.

Meditasyon, rahat bir ortamda gözleriniz kapalı oturarak, nefes egzersizleriyle başlayan ve zihni tüm düşüncelerden arındıran bir yöntemdir. Farklı meditasyon türleri vardır. Ancak en pratik olanlar, akıllı telefonlara indirebileceğiniz yönlendirmeli meditasyon uygulamalarıdır.

Meditasyonun psikolojik yararları dışında bedenimiz üzerinde de etkileri vardır. Ağrıyı azaltır, yüksek tansiyonu ve kolesterolü düşürür ve kalp hızı değişkenliğini artırır. Stres hormonu kortizolü düşürür, uyku hormonu melatonin salınımını artırır. Özetle meditasyon, vücudu doğal dengesine getirir. Bu doğal denge, kalbimizin ihtiyacıdır. 2017'de yapılan bir çalışma, meditasyonun kalp hastalığı riskini azaltmada rol oynayabileceğini göstermiştir. 2012'de yayımlanan başka bir çalışma ise meditasyonun kalp koruyucu etkisini gözler önüne sermiştir. 5 yıl süren bu çalışmada, kalp damar hastalığı olan 201 kişide, meditasyonun 5 yıl sonra ölüm, kalp krizi ve inme riskinde yüzde 48 azalmaya neden olduğu bulunmuştur. Bu değişiklikler, düşük tansiyon ve düşük stres seviyeleri ile ilişkilidir.

2013'te yapılan başka bir çalışma, meditasyonun kalp hızı değişkenliğini artırdığını bulmuştur. 10 gün boyunca her gün 5 dakika meditasyon yapan kişilerin kalp hızı değişkenliğinin, meditasyon yapmayanlara göre daha iyi olduğu görülmüştür. Kalp hızı değişkenliğinin düşük olması, sağlıklı kişilerde kalp krizi ve inme riskinin %32-45 oranında yüksek olabilmesi anlamına gelir.

Başka bir "anda kalma" yöntemi ise doğada zaman geçirmektir. Doğa, tüm duyularımıza hitap eder. Ağaçların yeşili, kuş sesleri, yağmurlu toprağın ve çiçeklerin kokusu, üzerinde yürüdüğümüz engebeli toprak, yeni olgunlaşan bir meyvenin eşsiz tadı. Bir deneyde, yeşile bakmanın endişe ve acı duygusunu hafiflettiği ve dikkati başka yöne çektiği görülmüş. Yeşil rengin en önemli özelliği, fazla çaba gerektirmeden dikkat çekmesi. Yeşil alanda vakit geçirmek, doğaya dalıp gitmek stres ve gerginliğimizi alır. Çalışmalar etrafımızda ne kadar yeşil varsa stresin o kadar düştüğünü, yeşilden ne kadar uzaksak stres hormonu kortizolün o kadar yükseldiğini gösteriyor. Beden ve ruh sağlığımız için en ulaşılabilir ve ucuz yöntemlerden birisi yeşil alanda zaman geçirmek. Güney Kore ve Japonya gibi ülkeler, "iyileştirici şifa ormanları" tasarlamaya başlamış. Doğanın kalbinden uzaklaşan insan, şifayı yeniden doğada arıyor. Yani en doğru yerde.

Günlük koşturmaca içinde kendini ihmal eden Kâzım, üst üste yaşadığı sorunlarla sarsılmıştı. Ama bir keşif onun yaşamını değiştirdi. Bu keşif, doğada şimdiyi hissetmenin gücüydü.

"Ağaç Heykeller"

Kâzım, sitedeki yöneticilerden biriyle anlaşmazlık yaşadı. On yıldır çalıştığı bu yer, onun hem evi hem de işyeriydi. Haksızlık yapıldığı anlaşıldı, ama aradan birkaç hafta geçtikten sonra. Bunu kendine yediremiyordu. Olay olur olmaz işten ayrılmak istediğini diğer yöneticiye söylemişti. Araya giren birkaç kişinin hatırına, işine devam etmeye karar verdi. Ama içini kemiren düşüncelerden kurtulamıyordu. Yaşadığı anlaşmazlık, sürekli uğradığı haksızlığı düşünmesine neden oluyordu. Pazar günleri izin günüydü. Uykusuz bir geceden kalktığı pazar sabahı, sitenin dışındaki ormanlık alana gidip kafasını dağıtmak istedi.

Başı önde, ormana doğru yürümeye başladı. Yine en başa sarıp olayı tüm ayrıntılarıyla düşünmeye koyuldu: Bilmem kim bey, ona gelip ağzına geleni söyledi. Bu sıralanmış düşüncelere dalmışken, "Evde kalsam daha iyiydi" diye düşündü. Aradan beş dakika geçtikten sonra, adım attıkça ağaç yapraklarının hışırtısını fark etti, her ayak bastığı yerde aynı melodik hışırtıyı duyuyordu. Yürürken yerdeki yaprakları izlemeye, renklerini, şekillerini incelemeye başladı. Üst üste döşenmiş sararmış kuru yapraklar üzerinde yürümek garip bir şekilde hoşuna gitti. Yerden eğilip birkaç yaprak aldı. Dikkatlice inceledi; yaprakların damarlarına, rengine, sapına baktı, burnuna götürüp kokladı. Hafif nemli bir kokusu vardı. Bu çürümüş ama doğal koku hoşuna gitti. Eliyle yaprakları ufaladı. Biraz ilerde uzun kesilmiş bir kütük gördü. Gidip onun üzerine oturdu. İki eliyle bu kütüğe dokundu. Tırtıklı kabuğu yumuşaktı. Kabuğun bir kısmını ayırdı. Altta çıkan desenler ilgisini çekti. Bir anda ağaçlara şekil vermek ve ahşap oymacılığı hakkında düşünmeye başladı. Cep telefonunu çıkarıp Google'a yazdı: "Ahşap oymacılığı." Görselleri açtı, gördüğü fotoğraflar onu heyecanlandırmıştı. Kıvrımlı masalar, sehpalar, dolaplar gördü. İçinde bir umut belirdi. Acaba o da yapabilir miydi?

Bir şeylere şekil vermek, çocukluğunda başladığı bir oyundu. Sık sık killi çamurdan araba, otobüs, hayvan, ev gibi şeyler yapardı. Kütüğün üzerinden kalktı. Yorgunluğu geçer gibi oldu, hatta bir canlılık hissetti. Yürümeye devam etti. Eve geldiğinde eşi onu güzel bir kahvaltı sofrasıyla karşıladı.

"Meryem..." dedi. "Ağaç oymacılığı yapsam ne dersin? Yan taraftaki boş depoyu kullanabilirim." Meryem'in yüzü aydınlandı, çok sevindi. "Tabii ki..." dedi. "Sitede oturan Lale Hanım'ın eşi Eminönü'nden ağaç ürünler almaya gitmişti. İstersen ona sorarım. Öğleden sonra açıksa gidip bakarız." Dükkânın yerini öğrendikten sonra aceleyle evden çıktılar.

Ağaç malzemeleri satan dükkâna gittiğinde en iyi ağacı bulmaya çalıştı. Hem kolay şekil verilebilir hem de dayanıklılığı uygun bir ağaç aramaya koyuldu. Satıcı ıhlamur ağacıyla baş-

layabileceğini söyledi. Satıcı dükkânın arkasına geçip on dakika sonra, elinde birkaç parça ağaç bir de keskin aletlerin olduğu bir kutu ile geri döndü. Çocukluğunda da killi çamurla oynayıp şekil verdiğinde nasıl iyi geldiğini, babasının incitici sözlerinin nasıl da o anda aklından uçup gittiğini hatırlamıştı. Yıllar sonra bir malzemeye dokunmanın, biçim vermenin iyileştirici etkisini tüm vücudunda hissetti. Beklenmedik bir rahatlama olmuştu. Ağaçları ve aletlerini satın alıp evin yolunu tuttu.

Onun tutkusu, doğadaki malzemelere biçim vermekti. Bundan 30 yıl uzak kalmış olsa da tutkusuna yeniden kavuşmuştu. Sitede iş dışındaki zamanlarını ahşap yontarak geçiriyordu. İlk yaptığı şey bahçe süsü olarak kullanılabilecek dekoratif bir taşıma arabasıydı. Onu yapması yaklaşık iki ay almıştı. Site yönetimine sorarak ahşap arabayı dikdörtgen avludaki çimlerin üzerine koydu. Bu araba, onun için ilk eserini vitrine koymak gibiydi. Site sakinlerinin çoğu arabayı onun yaptığını öğrenmişti, birkaç ay sonra sitede oturanlardan Mehmet Bey'e gelen bir misafir, arabayı çok beğendiğini ve nerden aldıklarını sordu. Mehmet Bey site görevlisinin yaptığını söyleyince, misafir kendisine de benzer bir araba yapıp yapamayacağını sordu. Kâzım bunu pek düşünmemiş olsa da ilk işini almıştı bile. Büyük bahçeli bir evde oturan misafir, bir araba siparişi vermişti. Vitrindeki araba onun yepyeni bir mutluluk kaynağı olduğu gibi, ek bir gelir kazanmasının da kapısını açacaktı. Kâzım günde birkaç saatini ayırarak tüm zihnini boşaltıyor, gün içinde yaşadığı ufak tefek tatsızlıkları ve aksaklıkları unutturuyordu. Ahşaba şekil vermek hayatının eksik kalan parçasını tamamlamıştı sanki. Kâzım beklenmedik bir zamanda, geçmiş ve gelecekten koparak şimdiyi yaşamanın etkisini keşfetmişti.

Dokunmak ve şekil vermek onu iyileştiriyordu.

***

Sürdürülebilir Mutluluk İçin Öneriler

Mutluluk duygusunu artırmak için kolay yöntemler var. Gelin bu yöntemlere beraber bakalım.

Aşağıdaki uygulamalarla, kalbinizi olumlu duygulara açın.

Güçlü Yönlerinizi ve Olumlu Kişilik Özelliklerinizi Yazın

Güçlü yönlerimizin ve olumlu kişilik özelliklerimizin farkında olmak ve bunları yaşamda daha çok kullanmak mutluluğumuza katkıda bulunur. Kendinizle ilgili güçlü yönleriniz hakkında düşünün.

En güçlü 3 güçlü yönünüzü yazın.

En olumlu 3 kişilik özelliğinizi yazın.

Bu özellikleri ne zaman ve nasıl kullanmıştınız?

Pek farkında olmadığımız bazen de önemsiz bulduğumuz güçlü ve olumlu özelliklerimizi hatırlamak ve geliştirmek mutluluğunuza katkıda bulunur.

Umut Dedektifi Olun

Zor bir durumla karşılaşınca ya da gelecekle ilgili kaygınız olduğunda zihninizde mutlaka umuda yer açın. Umudu ve iyimserliği yükseltmenin en iyi yollarından biri, iyimser insanlarla konuşmaktır. Yaşamınızdaki iyimser insanların listesini yapın. Onların fikrini almak, yaşadığınız sorunları çözmese de size ilham vereceklerinden ve ışık yakacaklarından emin olabilirsiniz.

Şükran ve Minnettarlık

Yaşamımızdaki eksikler yerine sahip olduklarımızı hatırlamak için şükran uygulamaları çok etkilidir. Bunlar beden ve ruh sağlığınız için etkili ve basit reçetelerdir.

Şükran Günlüğü: Günün En İyi Üçlüsü

En bilinen şükran uygulaması her akşam, o günle ilgili üç iyi şeyi yazmaktır. Düzenli olarak bunu yaptığınızda hem olumlu duygularınız hem de iyilik hissiniz artacaktır. Özellikle, yatmadan 15 dakika önce yaptığınızda, kaygı ve stresiniz azalacak, uyku kaliteniz artacaktır.

Bugün başıma gelen iyi bir şey: ...
Beni iyi hissettiren bir olay: ...
Beni güldüren bir şey: ...
En çok minnettar olduğum şey: ...

Bu uygulamayı en az 8 hafta boyunca her gün yapmak, fiziksel ve ruhsal sağlığınızı olumlu yönde etkileyecektir.

Her gün yazmak sizin için zor gelirse, haftada bir gün o hafta ile ilgili şükrettiğiniz en az beş şeyi yazın.

Teşekkür Notu Yazın

Ayda en az bir kişiye teşekkür mesajı yazın. Yaşamınızdaki varlığı, size verdiği destek, zor bir durumdayken yaptığı yardım hakkında bir teşekkür notu... Yazmak yerine arayarak ya da ziyaret ederek de teşekkür edebilirsiniz.

İyimserlik Salgını Başlatın

Kötümser biriyseniz size iyi haber, kaç yaşında olursak olalım iyimser olmayı öğrenebilir ve olumsuz düşüncelerimizi değiştirebiliriz. Yani küçük teknikler kullanarak mutluluğu öğrenebiliriz.

En İyi Halinizi Hayal Edin

10 dakikanızı ayırarak, olası geleceğiniz hakkında bir yazı yazın. Neler hayal ediyorsunuz? Hayalleriniz neler?

Rahat bir yere uzanın, 10 dakika boyunca, önünüzdeki 5 yıl en iyi halinizin (fiziksel ve duygusal) nasıl olmasını istediğinizi gözünüzde canlandırın. Hedeflerinize ulaştığınızı, mutlu, sağlıklı ve huzurlu bir yaşamınız olduğunu hayal edin. Böyle bir gelecek nasıl olurdu? Nasıl hissederdiniz?

İyimserlik Cümleleri Kurun

Yaşamınız ve geleceğinizle ilgili kötümser cümlelerin yani iç konuşmalarınızın farkında olun. Kötümser cümlelere meydan okuyun. Her kötümser cümlenize karşılık iyimser bir cümle kurun.

Yaşamı iyimserlikle kucaklayın.

7. BÖLÜM

KALPLERİ AYARLAMA ENSTİTÜSÜ: FÜTÜRİSTİK HİKÂYE

"20. yüzyıl nasıl beyin çağı olduysa, 21. yüzyıl da kalp çağı olmak zorundadır."

Gary Schwartz

Geniş kapıdan girilen büyük toplantı salonunda gergin bir atmosfer vardı. Neredeyse çıt çıkmıyordu. Ülke, son yılların en büyük krizi ile karşı karşıyaydı. Sağlık Bakanı ve Kriz Komitesi üyeleri dışında, eleştirilerin hedefinde olan Kalpleri Ayarlama Enstitüsü temsilcisi Dr. Tan da oradaydı. Sağlık Bakanı'nın da gelmesiyle Kriz Komitesi Başkanı söze başladı:

"Sadece bu hafta sonu 400 kişi hayatını kaybetti. Yapay zekâ tahminleri, ölümlerin artacağını gösteriyor. İnsanlar panik halinde. Hepimiz enstitüden tatmin edici bir açıklama bekliyoruz. Umarım elinizde bizi ikna edecek veriler vardır."

Bunun üzerine enstitüyü temsilen orada bulunan Tan ayağa kalktı. Ellerinin titrediğini saklamaya çalışarak, verileri dijital kumandayla hologram şeklinde salonun ortasına yansıttı.

"Doku mühendislerimizin yaptığı kontrollerde, nano-malzemelerin iletkenlik özelliğini yitirdiği tespit edildi. Merkezi monitörler, bu iletkenlik kaybından hemen sonra ölümcül kalp ritim bozuklukları kaydetmeye başladı."

Tan sözünü bitiremeden salondan sesler yükselmeye başlamıştı. Önde oturan yöneticilerden birisi gergin bir sesle konuşmaya başladı:

"Durumun ciddiyetini anlamıyor musunuz? Benim babamda mikroşok cihazı olmasaydı hayatını kaybedecekti. Enstitü, nanomalzemelerin koruyucu etkilerini savunarak mikroşok cihazına ihtiyaç olmayacağını açıklamıştı. Şimdi geldiğimiz duruma bakın. İnsanlarımıza bunu nasıl açıklayacağız? Böyle giderse binlerce kişi ölebilir."

Birkaç kişinin daha sert eleştirilerine rağmen Tan sakinliğini korumaya çalıştı. Ama kolundaki biyo-sensorun renginin kırmızı olduğu beyaz gömleğinin altından fark ediliyordu. Sadece ciddi tansiyon ve nabız değişikliklerinde sensor bu rengi alırdı. Yüzünün de kızardığının farkındaydı. Ama derin bir nefes alarak kendini topladı ve konuşmaya devam etti.

"Enstitüye kayıtlı ve takipli nano-malzeme tedavisi almış yaklaşık 50 bin kişi var. Hepsine bir gecede mikroşok cihazı takmak oldukça zor, ama olay aydınlanana kadar ekipler alarm halinde olacak ve yüksek riskli her hastaya zaman kaybetmeden müdahale edilecek. Ayrıca yeni oluşturduğumuz kriz masası, sorunu anlamak ve çözmek için gece gündüz çalışıyor. Kısa sürede buna neden olan şeyi tespit edeceğiz."

Bu sözler salondaki gergin atmosferi hiç rahatlatmadı. Bir diğer bakanlık yetkilisi söze girdi:

"Nano-malzeme tedavisi için bütçeden şu ana kadar beş milyar lira harcandı. Elimizde ne var? Toplu ölümler ve belirsizlik. Geldiğimiz nokta tam bir fiyasko."

Tan sakin bir ses tonuyla cevap verdi:

"Bu tedavi deneysel bir uygulama değil. Nano-malzemelerin etkinliği bilimsel olarak kanıtlanmıştır. Son on yılda, binlerce hastanın kalbi bu malzemeler sayesinde korundu. Bu dönemde, hiçbir hastanın mikroşok cihazına ihtiyacı olmadı. Bu krizin geçici olduğunu umut ediyorum. Anlayamadığımız bir şeyler var."

Nano-malzemeler Tan için her şey demekti. Bütün hayatını ve kariyerini bu malzemelere adamıştı. Bu nedenle konuşması adeta bir yaşam savunmasıydı. Sözlerini bitirip oturunca, yine o görüntü geldi gözünün önüne. Hikâye ceylanların toplu ölümlerinin yaşandığı bir doğal parkta başlamıştı. Her cumartesi, anne ve babasıyla bu parka gider, tüm günü orada geçirirlerdi. Özellikle karlı günlerdeki o görüntüler, Tan'ın hafızasına kazınmıştı. Yine bu gezilerden birinde karavanla yola çıktılar. Doğal Yaşam Parkı'na vardıklarında, Tan her zamanki gibi karavandan heyecanla inip karlarda koşmaya başlamış ve dakikalar sonra da hayatının en sarsıcı görüntüsüyle karşılaşmıştı. Bu görüntü onun tüm yaşamını biçimlendirecekti. Yüzlerce ceylan karların ortasında cansız bedeniyle yatıyordu. Ceylanlardan birine do-

kunduğunda, her zaman aşina olduğu o sıcaklığın kaybolduğunu hissetti.

"Baba!" diye bağırdı. Anne ve babası panikle yanına geldiler, ilk şoku atlatan babası hemen Acil Çağrı Merkezi'ni aradı. Birkaç gün sonra ceylanların ölüm nedeninin yakalanma myopatisi olduğu anlaşılmıştı. Bu narin varlıklar, ağır strese maruz kaldığında kalpleri buna dayanamıyordu. Yakalanmaya dair yoğun bir stres ve korku, tüm kaslarını olduğu gibi kalp kaslarını da etkiliyordu. Tan, ceylanların ölüm nedenini öğrendiğinde tüm yaşamını kalp üzerine kurmaya karar verdi. Yıllar sonra aynı olay ikinci kez tekrarlandığında, Tan artık bir doku mühendisiydi. Nano-malzeme tedavisini ceylanlar üzerinde deneyerek birçoğunun hayatını kurtarmıştı. Bu çalışma, ona en iyi bilimsel yenilik ödülü kazandırmış, tedavinin insan kalbi üzerinde denenmesi için 3 yıl boyunca uğraşmıştı. En sonunda bu proje ile meşhur Kalpleri Ayarlama Enstitüsü'ne kabul edilmişti.

Kriz toplantısından sonra tüm geceyi enstitüde geçirmiş, kısa süre dinlenmek için enstitünün hemen yanındaki evine gelmişti. Hava buz gibiydi. 2072 kışı, son yılların en soğuk kışıydı. Yatakta birkaç saat huzursuz bir şekilde döndü durdu. Uyuyamayacağını anlayınca yatağın içinde oturdu. Başucundaki biyo-sensora gözü ilişti. Sensorun saatlerce verdiği uyarılardan bıkmış, kolundan çıkarıp komodinin üzerine koymuştu. Yüksek stres düzeyini anlamak için ona ihtiyacı yoktu. Lavantalı oda kokusunu açtı, keskin ve rahatlatan bu kokuyu birkaç kez derin bir şekilde içine çekti. Daha fazla insanın kalbi durmadan acil bir şeyler yapmalıydı. Açıklanamayan birçok ölümün sorumluluğunu üzerinde hissediyordu.

Alelacele giyindi ve sokağa çıktı. Etraf bembeyazdı. Başını kaldırıp gökyüzüne baktı. Alacakaranlığı aydınlatan karlara daldı. Bir süre kar tanelerinin telaşsız ve uyumla yeryüzüne dü-

şüşlerini izledi. O an sanki zaman durmuştu. Çocukken karda oynamayı ne kadar çok severdi. Uçsuz bucaksız bir beyazlıkta babasıyla kayak yaptığı günleri hatırladı. Çaresiz hissettiğinde hep çocukluğunun o cennetini düşünürdü. Güzel anılar ardı ardına gözlerinin önüne gelirdi. Oraya geri dönebilmeyi isterdi, yaşamın sadece oyundan ibaret olduğu o güzel zamanlara. Şimdi ise karşısında koca bir sorun vardı. Çözebilir miydi, buna gücü yeter miydi, bilmiyordu. Tam alnından başlayıp önce boğazında kilitlenen sonra da kalbine doğru inip saplanan bir ürperme oldu. Yeşil gözlerinden yaşlar süzüldü. Birkaç dakika sonra enstitüye doğru yürümeye devam etti. Zihni boşalmış gibiydi, herhangi bir şey düşünemiyordu. Bir an botlarının karları ezerken çıkardığı sesi fark etti. Bu çıtırtılar tıpkı kar tanelerini izlerken olduğu gibi kısacık da olsa onu düştüğü buhrandan çekip çıkardı. "Sakin ol..." dedi kendi kendine. "Bu binaya ilk gelişini hatırla. Projeni kabul ettirmek için nasıl uğraştığını. Binlerce insanın kalbine katkısı oldu bunun. Şimdi bu krizi çözmek için her şeyi denemelisin."

Enstitüye girip merdivenlerden hızlıca aşağıya inmeye başladı. Yapay Zekâ Veri Kontrol sorumlusu Barış, geceyi orada geçirmiş ve dinlenme koltuğunda uyuyakalmıştı. Onu uyandırmak istemedi, üç tarafı ekranlarla çevrili olan odada koltuğa oturup, ritim takip sistemlerinden gelen yeni raporları incelemeye başladı. Değişen bir şey yoktu, veriler hiç umut vaat etmiyordu. Takipteki hastalardan gelen uyarıların sayısı artmıştı, neyse ki acil müdahale robotları sayesinde yeni ölüm vakaları olmamıştı. Sorunun nedeninin bulunamaması çaresizlik hissini artırıyordu. On yıldır başarıyla uygulanan yapay zekâ, olası ani ölümleri tahmin edememişti. Bu, sorunu daha da karmaşıklaştırıyordu. Oradan çıkıp asansöre doğru yürümeye başladı. Öyle dalgındı ki Ada'yı bile fark etmeden yanından hızla geçip gitti, Ada arkasından seslendi:

"Tan uyuyamadın mı?"

Bir anda o yumuşak sesle silkindi ve arkasını dönüp Ada ile göz göze geldi. İki yıldır birlikte çalışıyorlardı. Ada, Kanada'da geçirdiği on yılın ardından Türkiye'ye dönüp Kalp Koruma Programı'nda çalışmaya başlamıştı. Tan için Ada, yalnızlık çölündeki vaha gibiydi. Sohbetini, her zaman umut veren konuşmalarını, cesaretini ve bakışlarını çok seviyordu.

Cevap alamayınca Ada ona doğru yürüyüp koluna dokundu:

"Tan iyi misin? Merak etme bu krizi çözeceğiz. En kötü günlerimde bana her zaman mutlaka bir çözümü vardır diyen sendin" dedi.

Ada'nın umut veren bu cümleleri Tan'ı kendine getirdi. Elini alnına götürdü, "Önce bir kahve içelim. Elimizde ne var bakalım" dedi kısık bir sesle.

Birlikte dinlenme odasına gittiler. Ada, Tan'a büyük bir kupada kahve hazırladı. Dijital masaya oturdular ve verileri bu büyük alana yansıttılar:

"Uyarı gelen hastaların ortak bir özelliği var mı? Mesela robot hemşirelerden gelen dikkat çekici bir şeyler?" diye sordu Tan.

"Aslında küçük de olsa bir şeyler var sanki. Uyarı aldığımız hastalarda birkaç hafta öncesinde hafif öksürük ve ateş gibi şikâyetler olmuş. Zor bir kış geçiriyoruz, gerçi herkes biraz öksürür bu dönemde, bir önemi var mı bilmiyorum."

Tan, "Elimizdeki her bilgiyi ve ihtimali değerlendirelim. Bu hastalarda bütün enfeksiyon olasılıklarını gözden geçirelim. Belki de bütün bunlara bir bakteri veya virüs neden oluyor."

Ada, "Robot hemşireler gerekli örnekleri alıp merkezi sistemle bize gönderdi. Birkaç saate kadar kan sonuçlarına dayalı yapay zekâ değerlendirmesi tamamlanır. Ama şikâyetler birkaç hafta önce olduğu için bir sonuç elde etmek mümkün olmayabilir, bunu da göz önüne almamız lazım."

Odanın kapısı aniden açıldı ve Emir içeri girdi, laubali bir ifadeyle, "Ne oldu, çözdünüz mü krizi?" diye sordu.

Ada sinirli bir ifadeyle, "Verileri inceliyoruz, belki bir ipucu bulabiliriz" dedi.

Emir küçümser gözlerle baktı, yüzünü buruşturdu:

"Tan sen ne diyorsun? Senin sistem en sonunda çöktü, Prens Tan'ın düşüşü!" Kahve makinesine doğru yürüdü, kahvesini alırken, "Bu projenin bir gün iflas edeceğini sana söylemiştim" dedi.

Tan cevap vermedi. Belki de Emir haklıydı, becerememişti, idealleri gerçeklerle uyuşmamış, yenilmişti. Bir zamanlar en yakın dostu sandığı kişi de gerçekleri acımasızca yüzüne vuruyordu. Emir kahvesini alıp yüzünde alaycı bir gülümsemeyle odayı terk etti.

"Sen ona aldırma..." dedi Ada. "Binlerce hasta, senin başlattığın bu sistemle hayatta kaldı. Şimdiye kadar önüne çıkan her engeli aştın, lütfen kendini bırakma. Senin kalbe olan tutkunu en yakından gören kişi benim. Hadi biraz şu verilere odaklanalım."

Kayıtları incelerken krizin sadece şehrin Anadolu yakasında belli bir bölgedeki kişileri etkilediğini, diğer bölgelerde ise sorun olmadığını fark ettiler. Tan'ın dikkatini ölen kişilerin yaşları çekti. Etkilenenler, genellikle 40 yaş üstü kişilerdi. Nano-malzemeler sadece belli kişilerde etkisini yitirmişti, çoğu kişinin kalbini korumaya devam ediyordu.

Ada bir anda ayağa kalktı. Gözleri fal taşı gibi açıldı. "Tan sana söylemem gereken bir şey var..." dedi. "Dün Emir benim ofisime geldi. Bana bir sürü soru sordu. Sanki bir açığımı arıyor gibiydi. Verdiğim cevaplar canını sıktı. Ben de ona, ailesinde krizden etkilenen olup olmadığını sordum. Bana ne dedi biliyor musun? Ailesini kayak tatiline göndermiş. Sence bu kriz ortamında kim ailesini tatile gönderir?"

Tan şaşırdı. "Bilmem..." dedi. "Bunda ne var ki?"

Ada, işte bu iyi niyetiyle kalbimi fetheden adam diye geçirdi içinden. Sevgi dolu gözlerle Tan'a baktı. Siyah uzun saçları, yeşil gözleri ve masum bakışları ilk gördüğü anda Ada'yı büyülemişti. Asıl, onu tanıdıkça onun saflığı, iyi niyeti ve kalbe olan tutkusuna hayran olmuştu. Tan'ın da kendisine âşık olduğundan ve tek hayalinin kendisiyle yaşlanmak olduğundan habersizdi.

"Ailesinde nano-malzeme tedavisi alanlar var, buna rağmen Emir çok rahat gözüküyor. Bu durum sence de tuhaf değil mi?"

Tan biraz düşündükten sonra, "Tamam..." dedi. "İstersen Emir'in ailesindeki kişilerin verilerine göz at, ben de son gelen raporlara göz atacağım."

Emir enstitüdeki beş nano-malzeme uzmanından biriydi. Çok zekiydi ama sürekli Tan'ın getirdiği sistemin eskidiğini, yerine yeni bir şeyler getirmenin şart olduğunu savunuyordu. Aslında çocukluk arkadaşı olmalarına rağmen, Tan'la yolları üniversiteden sonra ayrılmış, yıllar sonra enstitüde yeniden kesişmişti. Emir şehrin neredeyse yarısının sahibi olan babası sayesinde hiç zorlanmadan enstitüye kabul edilmişti. Tan'ın orada çalışmayı ne kadar çok istediğini biliyordu ama Tan, ondan ancak üç yıl sonra nano-malzemelerin etkinliğini kanıtlayarak enstitüye girebilmişti. İlk işgünü heyecanıyla en yakın dostu sandığı Emir'in ofisine gitmişti. Geldiğini haber verecekti. Emir'in bu sevincini paylaşacağından ve ona sarılıp tebrik edeceğinden emindi. Ama hiç beklemediği bir tabloyla karşılaştı. Emir yerinden bile kalkmamış, "En sonunda girdin enstitüye" diyerek dalga geçmişti. Tan donup kalmıştı.

Kalpleri Ayarlama Enstitüsü kadar dünyada bu kadar sıkı hasta takibi yapan çok az kurum vardı. Kayıtlı kişilerle ilgili hemen her şey; tansiyonları, ritimleri, hormonsal değişiklikleri, duygusal durumları ve hatta ilaçları alıp almadıkları, merkezi bir sistem tarafından takip ediliyordu. Takip edilen kişilerin evindeki robot hemşireler, acil müdahale etme özelliğine sahipti. Hızlı bir şekilde kalp masajı yapabiliyor, tetkik için kan alabiliyorlardı. Alınan kan, ev ve enstitüyü birbirine bağlayan özel bir sistemle hızlı bir şekilde enstitüye gönderiliyordu. Böylesine gelişmiş bir sistem, bir haftadan bu yana adeta iflas içindeydi. Kriz Komitesi üyeleri, krizin başlangıcından bu yana sorunu açıklayabilecek en ufak bir kanıt yakalayamamıştı.

Ada ve Tan dinlenme odasından birlikte çıktılar. Tan, Yapay Zekâ Merkezi'nin olduğu kata indi. Alçak tavanlı uzun koridorda yürürken gözü tavandaki kan iletim sistemlerine takıldı. Şeffaf borular aracılığıyla yeni kan sonuçları gelmeye devam ediyordu.

"Allahım lütfen her şey normale dönsün artık" dedi.

Yapay Zekâ odasının kapısı aralıktı. Barış yüksek sesle dinlediği elektronik caz müziğine dalmıştı. Tan'ın girdiğini fark etmedi bile, Tan yavaşça omzuna dokundu:

"Merhaba Barış..." dedi. "Yeni tahminlerde bir farklılık var mı?"

Barış irkildi, ani bir hareketle elindeki telefonu masaya ters çevirdi.

"Pardon..." dedi Tan. "Korkutmak istemedim."

"Sorun değil, dalmışım. Yeni tahminler düne göre daha iyimser. Detaylı raporları yolluyorum."

Tan, "Çok şükür, umarım bu kâbus bitmek üzeredir" dedi.

Barış yeniden kendi dünyasına döndü. Hayattan kopmuş gibi bir hali vardı. Tan onu rahatsız etmek istemedi. Her zamanki gibi yalnız kalmak istiyordu. Yeni verileri kendi odasında incelemek için odadan çıktı. Uzun koridorda yürürken Barış'ın da kendisi gibi anne babasını erken yaşta kaybettiğini hatırladı. Üzerinden geçen yıllara rağmen acısının halen taze olduğu belliydi, kendisini bu penceresiz büyük hücreye kapatmıştı. Yıllardır bu kapalı yerde sessiz sedasız çalışıyordu. Üzüldü haline. Yakın hissettiği tek bir kişi bile yok gibiydi. Tan, Barış'la arkadaşlık kurmayı çok denemişti, ama konuşmaları üç cümleden öteye gitmemişti. O da işle ilgili cümlelerdi. Barış sadece dijital raporları paylaşır ve neredeyse hiç konuşmazdı.

Odasına geldiğinde eski çalışma notlarından bir ipucu bulmayı ümit ediyordu. Tekrar tekrar dijital notları kontrol etti. Bakmadığı hemen hiçbir şey yoktu sanki. Eski not defterine bakmak için kapının yanındaki cam kapaklı kitaplığı açtı. Arşivleme konusunda takıntılı olduğu için dijital notlarla beraber önemli gördüğü her şeyi başlıklar halinde deftere yazmıştı. Kitaplıkta defterlerle birlikte birçok klasik kitap da vardı. Hepsinin elektronik versiyonu olsa da o bunları saklamayı seviyordu. Enstitüdekilerin eski kafalı olduğunu ima eden şakalarına rağmen bu alışkanlığı hiç bırakmamıştı. Notları almak için uzanırken kitaplardan birini raftan düşürdü. Kitaba uzandı. Babasının hediyesi olan Hay Bin Yakzan romanıydı bu. Kütüphanesinin en kıymetlisiydi. Hayatın anlamını ararken girdiği yalnızlık girdabında on sekizinci yaş gününde babasının hediye ettiği kitap. Tan, babasına olan özlemini hafifletmek için arada açıp bakardı bu kitaba. Kendini romanın kahramanı Hay ile özdeşleştirmişti. Her okuduğunda Hay onun hayatına bir ışık gibi dokunur, umut verirdi. Kitabın arasında babasının hep birlikte ceylanlarla çektirdikleri fotoğraftan yaptığı kitap ayracı vardı. Ona her dokunduğunda anne babasının sonsuz varlığını hissediyordu. Aradan geçen yıllarda Tan'ın acısı hafiflemişti belki ama kalbinin en derinindeki özlem hep aynıydı. Kitap ayracının olduğu sayfadan birkaç satır okumaya başladı:

"Hay'ı kendi yavrusu sanarak anneliğini üstlenen ceylan, beslenmesine ve onu emzirmeye son derece özen gösteriyordu. Ondan yalnızca otlanmak için ayrılıyordu. Hay'ı öylesine sevmiş, benimsemişti ki Hay da ona alışmıştı. Ceylan her günkü geliş

zamanını biraz geçirse, biraz geç kalsa, alabildiğine ağlar, çığlıklar atardı. Hay'ın ağlamasını, çığlıklarını duyan ceylan, hemen koşarak gelirdi yanına.

Ceylan, Hay'ı adanın en güzel yerlerine götürür, en tatlı meyveleri yedirirdi. Onu yakıcı güneşten ve dondurucu soğuktan korurdu. Akşam olunca, karınları tok ve mutlu, barınaklarına dönerlerdi. Ceylan, Hay'ı koynunda yatırır, kendi sıcağıyla, sandık içinden çıkan giysi ve örtülerle sarmalar, ısıtırdı."

Kitabı kapatıp masanın üzerine gözünün önüne koydu. Bu koşulsuz sevgiyi okumak kalbini rahatlattı.

Bu arada son raporları inceleyen Barış, enstitüden çıkmış ve etrafına bakmadan kaldığı otele doğru ağır ağır yürümeye başlamıştı. Yoldan geçen yaşlı bir karıkocayı gördü. Neredeyse 90 yaşına dayanmış bir çiftti. Nefret dolu gözlerle baktı onlara. Bir anda sokaktaki herkes ona yaşlı görünmeye başladı. Sanki bir anda herkes yaşlanmıştı. Tedirgin oldu, başını kaldırıp gökdelenlere baktı. Tüm binalar yıkık dökük görünüyordu. Savaşta bombalanmış ve harabeye dönmüş bir şehir gibi... Bir yanı bu görüntülerin gerçekliğinden şüphe etse de gerçekti işte, karşısındaydı her şey. Bu kâbusların sorumlusu kimdi? İçinde durduramadığı isyan yetmiyormuş gibi, ansızın gelen bu görüntüler... Neden böyle olmuştu? Neden onun anne babası 50'sini bile görememişti? Barış, içindeki çatışmayı durduramıyor, yaşadıklarının büyük bir haksızlık olduğunu düşünüyordu. Bir anda nabzının çok hızlı attığını fark etti, neredeyse şuurunu kaybedecekti. Neyse ki enstitüden fazla uzaklaşmamıştı.

Emir ise krizi umursamaz bir şekilde evde rutin partilerden birini vermişti. Şehrin en lüks binasındaki çatı katında, çeşit çeşit yiyecekler ve içkilerle dolu masalar hazırlanmıştı. Onu "çok seven" dostları tabii ki yine buradaydı. Derin bir iç çekti, "Bunların hangisi benim dostum ki?" dedi. Görünürde gülümseyen, ama donuk gözler ve ifadesiz yüzlerle eğlenen bu insanlar arasında yapayalnız hissetti. İhtiyacı olan şey, kalpten bir gülümsemeydi. Bu gülümsemeyi yaşamı boyunca ona veren belki de tek kişi vardı, onu da kendinden uzaklaştırmıştı. Ne DJ'nin müziklerini ne de insanların gürültülü konuşmalarını duyar oldu. Kalabalıkta herkesin yüzü birbirine benzemeye başlamıştı. Terasa çıktı, elindeki şişeye baktı, bu dünyada ona iyi gelen tek şey bu şişe miydi? Kalbi daraldı. Babasının sözleri zihninde yeniden dönmeye başladı: "Ben olmasaydım sen bir hiç olurdun!" Siyah koltuğa oturup, üçboyutlu dijital kalbi izlemeye başladı. Kalbin ritim değişiklikleriyle kırmızıdan siyaha, sonra maviye dönmesini izledi bir süre. Bu hologramı, dijital verilerle üniversitede Tan'la birlikte hazırlamışlardı. Bir dakikalık döngünün en sonunda gülen pembe bir kalp emojisi çıkıyordu. İkisi nasıl da keyif almıştı bunu hazırlarken. Cep telefonunu eline aldı, kalbinin sesini dinledi ve Tan'a mesaj attı:

"Tan, yarın konuşabilir miyiz biraz?"

Tan'ın kitapta okuduğu kısmın huzur verici etkisi kısa sürdü. Dışarıda bir koşuşturma vardı. Kapıdan çıktığında Ada'yı gördü.

Telaşla, "Ne oldu?" dedi.

"Barış enstitü girişinde baygın halde yatıyor. Birkaç dakika önce biyo-sensorundan ciddi ritim bozukluğu uyarısı alınmış. Acil müdahale gerekebilir."

Aceleyle aşağıya inip dışarı çıktılar. Barış'ın bilinçsiz bir şekilde karlar üzerinde yatan hali onları şok etti. Solumuyor sanki sadece iç çekiyordu. Acil müdahale ekibi kalp masajı yaparak onu hızla gözlem odasına götürdüler. Ada ağlamaya başladı. Bu sırada Tan ısrarla çalan bir telefon sesi fark etti. Kalp masajı sırasında Barış'ın yere düşen telefonuydu bu. Tan telefonu eline aldı. Ekranda yazan şeye bir anlam veremedi: "Saldırı sonlan-

dırıldı" yazıyordu. Uyarı mesajının üzerine tıkladığında bunun bir uygulamadan geldiğini anladı. Gördükleri karşısında ne yapacağını şaşırdı. Ada'ya baktı ve telefonun ekranını ona çevirdi. Uygulamanın adı: Haksızlık Sona Ermeli. Barış enstitüde kayıtlı bir grup hastanın verilerini buraya aktarmıştı.

3 hafta sonra

Barış bir hafta önce tutuklanmış ve Suçlu Rehabilitasyon Merkezi'ne gönderilmişti. Enstitüdeki acil müdahalenin ardından, nano-malzeme tedavisi ile hayatı kurtulmuştu. Anne babasının o 11 yaşındayken birkaç gün arayla kalp krizinden ölmesini atlatamamıştı. Yıllar sonra nano-malzemelerle birçok kişinin hayatta kaldığını görmek ise onu büsbütün gerçeklikten koparmıştı. Geliştirdiği uygulamayla nano-malzeme tedavisi gören kişilere manyetik uyarılar gönderiyordu. Bu uyarılar nano-malzemelerin etkinliğini tamamen ortadan kaldırıyordu. Uygulamanın hedefi 40 yaş üzerindeki kişilerdi. Takip edilen kişiler ne olduğunu anlamıyordu bile. Kalpleri bir anda savunmasız kalıyor, acil müdahaleye bile zaman kalmadan ölümcül ritim bozukluğu yüzünden yaşamlarını kaybediyorlardı.

Tan, sabah 05.00'te coşkulu çello sesleriyle uyandı. Her sabah babasının çok sevdiği bu müzikle uyanıyordu. Ne çok şey değişmişti yaşamında. Babasını aniden bir kalp krizi sonrasında kaybetmiş, birkaç yıl sonra da annesi onu takip etmişti. Bir süre büsbütün yalnızlığa gömüldükten sonra kendini yeniden işine vermişti. Onların "Kalbi olan her şeyin iyiliği için çalış" önerisine tutunmuş, kendini kalplere adamıştı.

Tan ve Barış, her ikisi de anne babalarını kaybetmiş, ama bu durumla bambaşka yollarla başa çıkmışlardı. Tan yapıcı bir şekilde kendini kalbe ve bilime adamıştı. Tan sevmeyi tercih etti.

Barış ise giderek içe kapanmış, kıskançlık ve nefret duygularının esiri olmuştu. Bu duygular birçok insanın yaşamına mal olan davranışlara dönüştü ve en sonunda kendi kalbine de zarar verdi

Kalkıp perdeyi açtı, pırıl pırıl bir hava vardı. Kar fırtınaları sona ermiş, güneş yüzünü göstermişti. Günler sonra ilk kez gözüne uyku girmişti. Karların yüzeyine yansıyan güneş, onu ceylanlara çağırıyordu.

Tan için cumartesi günlerini Doğal Yaşam Parkı'nda geçirme geleneği değişmemişti. Anne babasından sonra Emir'le geldiği bu yer, onun birçok kıymetli anısına ev sahipliği yapmıştı. Üniversitede Emir'le projelerini buradaki sohbetleriyle hazırlamışlardı. Ama yıllardır buraya yalnız geliyordu. Park, şehirde kalan son ceylan sürülerinin de yaşam alanıydı. Yaşamlarına dokunarak kurtardığı bu ceylanlar, onun için çok önemliydi. Onlarla arasında iyi hissettiren derin bir bağ vardı. Onlara dokunmayı çok severdi. Yavru ceylanların tedirginlikle atan kalp atışlarını hissederdi. Sıcak kahverengi tüylerinde ellerini gezdirirdi. Ceylanların kalbi normal ritmine dönene kadar şefkatle dokunurdu. Tan için dokunarak bir kalbi sakinleştirmekten daha güzel bir duygu yoktu. Tıpkı babasının o her korktuğunda gelip dokunarak "Her şey yolunda, yanındayım" demesiyle onu sakinleştirmesi gibi.

Bu cumartesi Doğal Yaşam Parkı'na yalnız gitmeyecekti. Hep bahsettiği bu özel yeri Ada'ya ilk kez tanıtacak olmanın buruk sevincini yaşıyordu şimdi, Emir de onlarla olacaktı. Emir'in mesajından sonra üç yıldır ilk kez onunla oturup konuşmuşlardı. "Tan hatalıyım kabul ediyorum, lütfen dostluğumuza bir şans ver" dediğinde içten içe kalbi buna sevinmişti. Şimdi eski dostuyla kalpten sohbetleri yeniden başlamıştı. Emir'in projesinin enstitü tarafından reddinden sonra, babasının hakaretlerinin katlanılmaz boyutlara ulaştığından haberi yoktu Tan'ın. Ada'nın tüm uyarılarına rağmen, Emir'e yeniden güvenmeyi seçti. Çün-

kü insandaki iyiliğe, her kalbin eninde sonunda iyiyi seçeceğine inanıyordu.

Bu rutin park günlerine hep birlikte gitmeye karar verdiler. Öğlene doğru birlikte yola çıktılar. İki tarafında uzun servi ağaçlarının olduğu yolda yürümeye başladılar. Biraz yürüdükten sonra geniş açık alana geldiler. Ceylanlar oradaydı, zarif, ürkek ve masumdular. Masmavi gökyüzünün altında, bembeyaz karların üzerinde sakin ve huzurluydular artık. Portatif masa ve sandalyeleri kurup oturdular. Kalplerini ısıtan ve yalnızlıklarını unutturan derin bir sohbete başladılar. Bazen hüzünlü bazen neşeli çocukluk anılarını, gelecekle ilgili kaygılarını, umutlarını, paylaştılar. Güneş batarken hepsi huzurluydu. Sıradan bir huzur değil, yüreklerinin en derininde hissettikleri anlamlı bir huzurdu bu.

HAY İLE TAN VE SON SÖZ

12. yüzyılda yazılmış Hay Bin Yakzan romanına atıfla başlayan kitabımızı, 2072 yılına sizleri götürmeye çalıştığımız kısa hikâye ile bitirmek istedik. İnsan doğası anlam aramaya kodlanmıştır. Bu arayış, onun duygusal ve fiziksel iyiliği için zorunludur. Günümüzde özellikle modern insanın çektiği birçok sıkıntının kökeninde, bu anlam arayışının karşılık bulamaması yatmaktadır. Modern insan, hem Hay hem de Tan'ın hareket noktası olan kalpten uzak yaşamaktadır. Bu nedenle kalbin şefkatinden ve onun hissetmeye teşvik eden etkisinden yeterince nasibini alamamaktadır. Şefkatten ve hissetmekten uzak kaldığınızda, anlamın yerini geçici zevkler doldurmaya başlar. Basit bir anlatımla geçici zevkler şekere benzer, kısa dönemde kişiyi mutlu etse de uzun dönemde kronik rahatsızlıklara yol açabilir. Hangi yüzyılda yaşarsanız yaşayın, sevgi, merhamet ve şefkat kalbin evrensel çaresidir. İnsanın anlam arayışına körleştiği çağımızda, bu eksikliği fark edip seçimi kalpten yana yapmak elinizdedir. Kalplerinizi sevgiye ayarlayın. Sevmeyi tercih edin ki kalpleriniz sevgiyle atsın.

REFERANSLAR

1. Bölüm: Kalp ve Beyin Çatışması

Bartels, A. ve ark.(2000). The neural basis of romantic love, Neuroreport, 27;11(17):3829-34.

Lacey, B. C., & Lacey J. I. (2008). Studies of heart rate and other bodily processes in sensorimotor behavior. In P. A. Obrist, A. H. Black, J. Brener, & L. V. DiCara (Eds.), Cardiovascular psychophysiology (pp. 538–564). Chicago, IL: Aldine.

Armour JA. (1991). Anatomy and function of the intrathoracic neurons regulating the mammalian heart. In: Zucker IH, Gilmore JP, eds. Reflex Control of the Circulation. Boca Raton: CRC Press, 1-37.

https://www.heartmath.org/research/science-of-the-heart/heart-braincommunication

Cantin, M. ve ark. (1988). The heart as an endocrine gland. Pharmacol Res Commun, 20 Suppl 3: p. 1-22.

Tiller, W.A. ve ark. (1996) Cardiac coherence: A new, noninvasive measure of autonomic nervous system order. Alternative Therapies in Health and Medicine, 2(1): p. 52-65.

McCraty R. ve ark. (2017). Synchronization of Human Autonomic Nervous System Rhythms with Geomagnetic Activity in Human Subjects, Int J Environ Res Public Health. Jul; 14(7): 770.

Barnaby D Dunn ve ark. (2010). Listening to Your Heart. How Interoception Shapes Emotion Experience and Intuitive Decision Making, Psychological Science, Dec;21(12):1835-44.

Pearsall, P., Schwartz, G. ve ark. (2002). Changes in Heart Transplant Recipients That Parallel the Personalities of Their Donors, Journal of Near-Death Studies, 20(3), pp.191-206.

2. Bölüm: Kalp ve Bilinçaltı

Phillips, D. P. Ve ark. (1993). Psychology and Survival. Lancet, 342(8880), 1142–1145.

Becca R Levy ve ark. (2016). A Culture-Brain Link: Negative Age Stereotypes Predict Alzheimer's Disease Biomarkers Psychological Aging, 31(1):82-8.

Pompeo, D.ve ark. (2017). Self-esteem of patients with coronary artery disease, Rev Rene, 18(6):712-9.

Carvalho I.G. ve ark. (2016). Anxiety, depression, resilience and self-esteem in individuals with cardiovascular diseases, Rev Lat Am Enfermagem, 24: e2836.

Simonton O. ve ark. (1980). Psychological intervention in the treatment of cancer. Psychosomatics. Mar;21(3):226–233.

3. Bölüm: Öfke, Depresyon, Kaygı ve Kalp

Yoichi, C. Ve ark. (2009). The Association of Anger and Hostility with Future Coronary Artery Heart Disease: A Meta Anaytic Review of Prospective Evidence. J Am Coll Cardiology, 17;53 (11): 936-46.

Mostofsky E. Ve ark. (2014). Outbursts of anger as a trigger of acute cardiovascular events: a systematic review and meta-analysis. Eur Heart 1;35(21):1404-10.

Davidson, K.W. ve Mostofsky, E. (2010). Anger Expression and Risk of Coronary Heart Disease: Evidence From the Nova Scotia Health Survey Am Heart J. 159(2): 199–206.

Eaker, E. D. ve ark. (2004). Anger and Hostility Predict the Development of Atrial Fibrillation in Men in the Framingham Offspring Study Circulation. 09:1267–1271

Lampert, R. (2010). Anger and ventricular arrhythmias, Curr Opin Cardiol. 25(1): 46–52.

Mostofsky, E. Ve ark. (2014). Outbursts of anger as a trigger of acute cardiovascular events: a systematic review and meta-analysis. Eur Heart Journal, 35 (21):1404-10.

Petticrew, M. ve ark. (2012). Type A Behavior Pattern and Coronary Artery Disease: Philip Morris's Crown Jewel. Am J Public Health, 102 (11): 2018-2025.

Olson, M. ve ark. (2005). Hostility scores are associated with increased risk of cardiovascular events in women undergoing coronary angiography: a report from the NHLBI-Sponsored WISE Study. Psychosom Med. 67(4):546-52.

Khandaker, G.M. ve ark. (2020). Shared mechanisms between coronary heart disease and depression: findings from a large UK general population-based cohort. Mol Psychiatry. 25(7):1477-1486.

https://www.who.int/campaigns/world-health-day/2017/en

https://www.who.int/news-room/detail/30-03-2017--depression-let-s-talk-says-who-as-depression-tops-list-of-causes-of-ill-health

https://dosyasb.saglik.gov.tr/Eklenti/36134,siy2018trpdf.pdf?0

Katon, W. J. (2004). Cardiac Risk Factors in Patients with Diabetes Mellitus and Major Depression. J Gen Intern Med. 19(12): 1192–1199.

Carney, R.M. ve ark. (1988). The relationship between heart rate, heart rate variability and depression in patients with coronary artery disease. J Psychosom Res. 32(2):159-64.

Carney RM, ve ark. (1987). Major depressive disorder in coronary artery disease. Am J Cardiol 1987;60:1273-5

Fraguas, R. ve ark. (2007). Major depressive disorder and comorbid cardiac disease: is there a depressive subtype with greater cardiovascular morbidity? Results from the STAR*D study. Psychosomatics. 48(5):418-25.

Meier, A. ve ark. (2016). Increased mortality among people with anxiety disorders: total population study. Br J Psychiatry. 209(3):216-21.

Meijer, A. ve ark. (2011). Prognostic association of depression following myocardial infarction with mortality and cardiovascular events: a meta-analysis of 25 years of research. General Hospital Psychiatry.Volume 33, Issue 3, Pages 203-216

Lichtman, J. (2018). Depression as a Risk Factor for Poor Prognosis Among Patients With Acute Coronary Syndrome: Systematic Review and Recommendations

A Scientific Statement From the American Heart Association.

Pranas Serpytis, P. (2018). Gender-Based Differences in Anxiety and Depression Following Acute Myocardial Infarction. Arq Bras Cardiol. 111(5): 676–683.

Bromberger,DJ.ve ark. (2003). Lifetime history of depression and carotid atherosclerosis in middle-aged women. Arch Gen Psychiatry. 60(2):153-60.

Ubrich, R. ve ark. (2017). Sex differences in long-term mortality among acute myocardial infarction patients: Results from the ISAR-RISK and ART studies. 12 (10).

Kendler, K. (2014).Sex Differences in the Pathways to Major Depression: A Study of Opposite-Sex Twin Pairs. Am J Psychiatry. 1; 171(4): 426–435.

Silverstein B. (2002). Gender differences in the prevalence of somatic versus pure depression: A replication. American Journal of Psychiatry, 159, 1051-1052.

Piepoli MF, ve ark. (2016). European Guidelines on cardiovascular disease prevention in clinical practice: the Sixth Joint Task Force of the European Society of Cardiology and Other Societies on Cardiovascular Disease Prevention in Clinical Practice (constituted by representatives of 10 societies and by invited experts) Developed with the special contribution of the European Association for Cardiovascular Prevention & Rehabilitation (EACPR). European Heart Journal. 37(29):2315–81.

Mols F, Denollet J. (2010). Type D personality in the general population: A systematic review of health status, mechanisms of disease, and workrelated problems. Health Qual Life Outcomes. 8:1 10.

Öncü, E. ve ark. (2018). D Tipi Kişilik Ölçeğinin Türk Toplumunda Geçerlilik ve Güvenirlilik Çalışması. Ankara Med J, (4):64656.

Denollet, J. ve ark. (2010). Back A General Propensity to Psychological Distress Affects Cardiovascular Outcomes: Evidence From Research on the Type D (Distressed) Personality Profile. Circ Cardiovasc Qual Outcomes. 3:546-557

Grande, M. ve ark.(2012). Association between type D personality and prognosis in patients with cardiovascular diseases: a systematic review and meta-analysis. Ann Behav Med, 43 (3). pp. 299-310

Global, regional, and national incidence, prevalence, and years lived with disability for 354 diseases and injuries for 195 countries and territories, 1990-2017: a systematic analysis for the Global Burden of Disease Study 2017. (2018).Lancet. 10;392(10159):1789-1858.

https://dosyasb.saglik.gov.tr/Eklenti/36134,siy2018trpdf.pdf?0

Eaker, E. ve ark. (2005). Tension and anxiety and the prediction of the 10-year incidence of coronary heart disease, atrial fibrillation, and total mortality: the Framingham Offspring Study. Psychosom Med. 67(5):692-6.

Janszky I,ve ark. (2010). Early-onset depression, anxiety, and risk of subsequent coronary heart disease: 37-year follow-up of 49,321 young Swedish men. J. Am. Coll. Cardiol. 56:31–37.

Roest AM, ve ark.(2010). Anxiety and risk of incident coronary heart disease: a meta-analysis. J Am Coll Cardiol. 56(1):38–46.

Crowe JM, ve ark. (1996). Anxiety and depression after acute myocardial infarction. Heart Lung. 25:98–107.

Daskalopoulou M, ve ark. (2016). Depression as a Risk Factor for the Initial Presentation of Twelve Cardiac, Cerebrovascular, and Peripheral Arterial Diseases: Data Linkage Study of 1. 9 Million Women and Men. PLoS One. 2016

Maia, A.C. ve ark. (2013). Psychiatric Disorders and Quality of Life in Patients With Implantable Cardioverter Defibrillators: A Systematic Review

Prim Care Companion CNS Disord. 15(2): PCC.12r01456.

38 Tully PJ, ve ark. (2015). Panic disorder and incident coronary heart disease: a systematic review and meta-regression in 1131612 persons and 58111 cardiac events. Psychol Med. 45(14):2909–20.

Gomez-Caminero A, ve ark. (2005). Does panic disorder increase the risk of coronary heart disease? A cohort study of a national managed care database. Psychosom Med. 67(5):688–91.

Walters K, ve ark. (2008). Panic disorder and risk of new onset coronary heart disease, acute myocardial infarction, and cardiac mortality: cohort study using the general practice research database. Eur Heart J. 29(24):2981–8.

Berge LI, ve ark. (2006). Health anxiety and risk of ischaemic heart disease: A prospective cohort study linking the Hordaland Health Study (HUSK) with the Cardiovascular Diseases in Norway (CVDNOR) project. BMJ Open. 6(11):e012914

Donelli, D. ve ark. (2019) Effects of lavender on anxiety: A systematic review and meta-analysis. International Journal Of Phytotherapy And Phytopharmacology. 65(153099).

Mohebitabar, S. ve ark. (2017). Therapeutic efficacy of rose oil: A comprehensive review of clinical evidence. Avicenna J Phytomed. 7(3): 206–213.

Watanabe E, ve ark. (2015). Effects of bergamot (Citrus bergamia) essential oil aromatherapy on mood states, parasympathetic nervous system activity, and salivary cortisol levels in 41 healthy females. Forsh Komplementmed 22: 43–49.

Amsterdam JD, ve ark. (2009). A randomized, double-blind, placebo-controlled trial of oral Matricaria recutita (chamomile) extract therapy for generalized anxiety disorder. J Clin Psychopharmacol. 29(4):378–82.

https://www.efsa.europa.eu/en/efsajournal/pub/4102

4. Bölüm: Stres ve Kalp

https://www.hurriyet.com.tr/ilk-cumhurbaskanligi-secimi-ataturk-u-olduruyordu-7112269

Sherwood, A. ve ark. (2017). Blood Pressure Reactivity to Psychological Stress is Associated with Clinical Outcomes in Patients with Heart Failure. Am Heart J. 191: 82–90.

Rosengren, A.ve ark. (2004). Association of psychosocial risk factors with risk of acute myocardial infarction in 11119 cases and 13648 controls from 52 countries (the INTERHEART study): case-control study. Lancet. 11-17;364(9438):953-62.

Gomer, O.K. ve ark. (2000). Marital stress worsens prognosis in women with coronary heart disease: The Stockholm Female Coronary Risk Study. JAMA 20;284(23):3008-14.

Jaskanwal D. S. ve ark. (2018). Association Between Work-Related Stress and Coronary Heart Disease: A Review of Prospective Studies Through the Job Strain, EffortReward Balance, and Organizational Justice Models J Am Heart Assoc. 2018 May 1; 7(9):

Tawakol, A. ve ark. (2017). Relation between resting amygdalar activity and cardiovascular events: a longitudinal and cohort study. Lancet. 25;389(10071):834-845.

Fransson EI, ve ark. (2012). Job strain as a risk factor for leisure-time physical inactivity: an individual-participant meta-analysis of up to 170,000 men and women: the IPD-Work Consortium. Am J Epidemiol. 176:1078–1089.

Dedert, E. (2010). Posttraumatic Stress Disorder, Cardiovascular and Metabolic Disease: A Review of the Evidence. Ann Behav Med. 39(1): 61–78.

Bixby, H. ve ark. (2015). Associations between Green Space and Health in English Cities: An Ecological, Cross-Sectional Study. PLoS One. 10(3): e0119495.

Kraft, T. ve ark. (2012). Grin and bear it: the influence of manipulated facial expression on the stress response. Psychol Sci. 23(11):1372-8.

5. Bölüm: İlişkiler ve Kalp

Lett, H. ve ark. (2005). Social support and coronary heart disease: epidemiologic evidence and implications for treatment. Psychosom Med. 67(6):869-78.

Shensa, A. ve ark. (2020). Emotional support from social media and face-to-face relationships: Associations with depression risk among young adults. J Affect Disord. 1;260:38-44.

Cacioppo, J. ve ark. (2009). Alone in the crowd: the structure and spread of loneliness in a large social network. J Pers Soc Psychol;97(6):977-91.

Umberson, D. ve ark. (2015). Social Relationships and Health: A Flashpoint for Health Policy. J Health Soc Behav. 51 Suppl(Suppl):S54-66.

Holt-Lunstad J, ve ark. (2010). Social relationships and mortality risk: a meta-analytic review. PLoS Med. 7:e1000316.

Eisenberger, N.(2012). The neural bases of social pain: Evidence for shared representations with physical pain. Psychosom Med. 74(2): 126–135.

King, K. Ve ark. (2012). Marriage and long-term survival after coronary artery bypass grafting. Health Psychol. 31(1):55-62.

Hawkley, L. Ve ark. (2010). Loneliness Predicts Increased Blood Pressure: Five-Year Cross-Lagged Analyses in Middle-Aged and Older Adults. Psychol Aging. 25(1): 132–141.

Felitti VJ, ve ark. (1998). Relationship of childhood abuse and household dysfunction to many of the leading causes of death in adults. The Adverse Childhood Experiences (ACE) Study. Am J Prev Med. 14(4):245–58.

Bourassa, K.J. (2019). The Impact of Physical Proxitimy and Attachment Working Models on Cardiovascular Reactivity. Psychophysiology.56(5).

Vaillant, G. (2014). Triumphs of Experience: The Men of the Harvard Grant Study. American Journal of Psychiatry 171(2):230-1

Albinali, H.A. (2012). Majnoon Lila. Glob Cardiol Sci Pract. (2): 4–11.

Templin C, ve ark. (2015). Clinical Features and Outcomes of Takotsubo (Stress) Cardiomyopathy. N. Engl. J. Med. Sep 03;373(10):929-38.

Cramer MJ, ve ark. (2007). The 'broken heart' syndrome: What can be learned from the tears and distress? Neth Heart J. 15:283–285.

Hakulinen, C. Ve ark. (2018). Social Isolation and Loneliness as Risk Factors for Myocardial Infarction, Stroke and Mortality. Heart. 104 (18): 1536-1542.

Eaker, E. ve ark. (2007). Marital status, marital strain, and risk of coronary heart disease or total mortality: the Framingham Offspring Study. Psychosom Med. 69(6):509-13.

Orth-Gomér, K. Ve ark. (2000). Marital stress worsens prognosis in women with coronary heart disease: The Stockholm Female Coronary Risk Study JAMA, 20;284(23):3008-14.

J. Kiecolt-Glaser,ve ark.(1998). Marital stress: immunologic, neuroendocrine, and autonomic correlates. Medicine Annals of the New York Academy of Sciences.

Liu, H. ve ark. (2014). Bad marriage, broken heart? Age and gender differences in the link between marital quality and cardiovascular risks among older adults. J Health Soc Behav. 55(4):403-23.

Uchino, B. ve ark. (2014). Spousal Relationship Quality and Cardiovascular Risk: Dyadic Perceptions of Relationship Ambivalence are Associated with Coronary Calcification. Psychol Sci. 25(4): 1037–1042.

Z Zhang, MD. (2006). Gender, the marital life course, and cardiovascular disease in late midlife. Journal of Marriage and Family 68 (3), 639-657 2003

Molloy, GJ. ve ark. (2009). Marital status, gender and cardiovascular mortality: Behavioural, psychological distress and metabolic explanations. 69(2): 223–228.

Hayward, M., & Zhang, Z. (2006). Gender, the marital life course, and cardiovascular disease in late midlife. Journal of Marriage and Family, 68(3), 639-657.

Kershaw, N. ve ark. (2014). Associations of Stressful Life Events and Social Strain With Incident Cardiovascular Disease in the Women's Health Initiative. J Am Heart Assoc. 27;3(3):e000687.

Kreatsoulas, C. Ve ark. (2010). The Impact of Social Determinants on Cardiovascular Disease. Can J Cardiol. 26(Suppl C): 8C-13C.

South, S. ve ark. (2013). Marital Satisfaction and Physical Health: Evidence for an Orchid Effect. Psychol Sci. 2013 24(3): 373–378.

6. Bölüm: Mutluluk ve Kalp

Konrath, S. (2012). Motives for volunteering are associated with mortality risk in older adults. Health Psychol.31(1):87-96.

https://www.ipsos.com/sites/default/files/ct/news/documents/2019-08/Happiness-Study-report-August-2019.pdf

Okely, J. ve ark. (2017). The interaction between stress and positive affect in predicting mortality. J Psychosom Res. 100: 53–60.

Aknin, L. Ve ark. (2013). Prosocial spending and well-being: cross-cultural evidence for a psychological universal. J Pers Soc Psychol. 104(4):635-52

Vaillant, G. agm.

Rosenfeld, A. Prolongevity, Avon Books, 1983, New York.

Davidson, K. Ve ark. (2010). Don't worry, be happy: positive affect and reduced 10-year incident coronary heart disease: the Canadian Nova Scotia Health Survey. Eur Heart J. 31(9):1065-70.

Ostir, G. ve ark. (2006). Hypertension in Older Adults and the Role of Positive Emotions. Psychosom Med. 68(5):727-33.

Boehm, J. ve ark. (2011). A Prospective Study of Positive Psychological Well-Being and Coronary Heart Disease. Health Psychol. 30(3): 259–267.

1Vaillant, agm.

Kubzansky LD, ve ark. (2007). Emotional vitality and incident coronary heart disease: benefits of healthy psychological functioning. Arch Gen Psychiatry. 64:1393–401.

Schiavon, C. ve ark. (2016). Optimism and Hope in Chronic Disease: A Systematic Review. Front Psychol. 7: 2022.

Caboral, M. ve ark. (2012). Hope in elderly adults with chronic heart failure. Concept analysis. Invest Educ Enferm. 30(3): 406–411.

Everson, S. ve ark. (1997). Hopelessness and 4-year progression of carotid atherosclerosis. The Kuopio Ischemic Heart Disease Risk Factor Study. Arterioscler Thromb Vasc Biol. 17(8):1490-5.

Bates, T. (2015). The Glass is Half Full and Half Empty: A population-representative twin study testing if Optimism and Pessimism are distinct systems. J Posit Psychol. 10(6): 533–542.

Cohen, S. ve ark. (2003). Emotional style and susceptibility to the common cold. Psychosom Med. 65(4):652-7.

Rasmussen, H.N. ve ark. (2009). Optimism and Physical Health: A Meta-analytic Review. Ann Behav Med. 37(3): 239–256.

Tindle HA, ve ark. (2009). Optimism, cynical hostility, and

incident coronary heart disease and mortality in the Women's Health Initiative. Circulation. 120:656-62.

Kim, E. ve ark. (2014). Prospective Study of the Association Between Dispositional Optimism and Incident Heart Failure. Circ Heart Fail. 7(3):394-400.

R. McCraty, R. ve arlk. (1998) The impact of a new emotional self-management program on stress, emotions, heart rate variability, DHEA and cortisol. Integrative Physiological & Behavioral Science. 32 (2) 151-70.

Celano, C.M. ve ark. (2017). Psychological interventions to reduce suicidality in high-risk patients with major depression: a randomized controlled trial. Psychol Med. 47(5): 810–821.

Emmons RA, ve ark. (2003). Counted blessings versus burdens: an experimental investigation of gratitude and subjective well-being in daily life. J Pers Soc Psychol. 84:377–389.

Dickerhoof RM. (2007). Expressing optimism and gratitude: a longitudinal investigation of cognitive strategies to increase well-being. Diss Abstr Int. 68:4174B.

Emmons, R. A., ve ark. (2003). Counting blessings versus burdens: an experimental investigation of gratitude and subjective well-being in daily life. J. Pers. Soc. Psychol. 84, 377–389.

Mills PJ, ve ark. (2015). The Role of Gratitude in Spiritual Well-being in Asymptomatic Heart Failure Patients. Spiritual Clin Pract. 2:5–17

Kuijsters, A. (2015). Lighting to Make You Feel Better: Improving the Mood of Elderly People with Affective Ambiences PLoS One. 10(7): e0132732.

Ekman P, ve ark. (1990). The Duchenne smile: Emotional expression and brain physiology II. Journal of Personality and Social Psychology. 58:342–353. 10.1037/0022-3514.58.2.342

Louie, D. ve ark. (2016). The Laughter Prescription: A Tool for Lifestyle Medicine. Am J Lifestyle Med. 10(4): 262–267.

Clark A., ve ark. (2001). Inverse Association Between Sense of Humor and Coronary Heart Disease. Int J Cardiol. 80(1):87-8.

Hayashi, K. Ve ark. (2016). Laughter is the Best Medicine? A Cross-Sectional Study of Cardiovascular Disease Among Older Japanese Adults.J Epidemiol. 5;26(10):546-552.

Miller, M. ve ark. (2009). The Effect of Mirthful Laughter on the Human Cardiovascular System. Med Hypotheses. 73(5): 636.

Horowitz S. (2010). Health Benefits of Meditation. Altern Complement Ther. 16:223–8.

Schneider RH ve ark. (2012). Stress reduction in the secondary prevention of cardiovascular disease: Randomized, controlled trial of Transcendental Meditation and health education in blacks. Circ Cardiovasc Qual Outcomes. 5:750–8.

Olivo EL, ve ark. (2009). Feasibility and effectiveness of a brief meditationbased stress management intervention for patients diagnosed with or at risk for coronary heart disease: a pilot study. Psychol Health Med. 14:513–23.

Magdalena, M. ve ark. (2015). Autonomic Nervous System Responses to Viewing Green and Built Settings: Differentiating Between Sympathetic and Parasympathetic Activity. Int J Environ Res Public Health. 14;12(12):15860-74.

Jenny J Roe ve ark. (2013). Green Space and Stress: Evidence from Cortisol Measures in Deprived Urban Communities. Int J Environ Res Public Health. 10(9): 4086–4103